法式 *French* 1分鐘 *1 minute* 陰道訓練法 *Vaginal Training*

細腰×瘦肚×恢復緊實

私人健身教練 Bergeron容子 —— 著
安珀 —— 譯

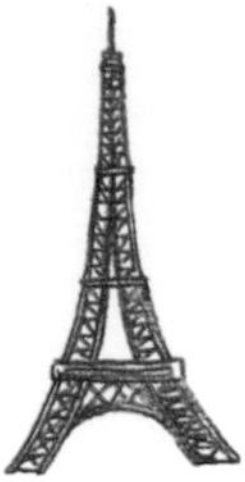

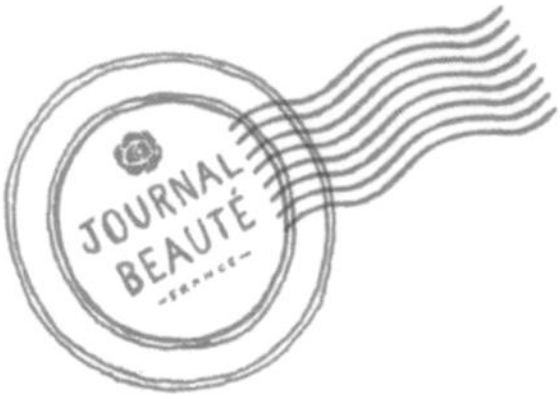

「陰道訓練」的
先進國家
法國的女性

不論到了幾歲都
很美麗

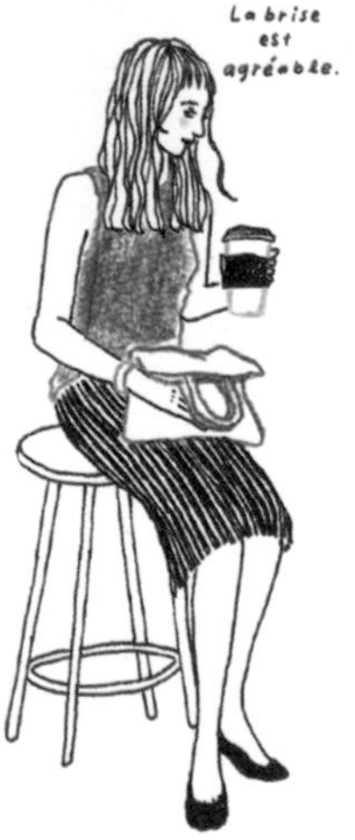

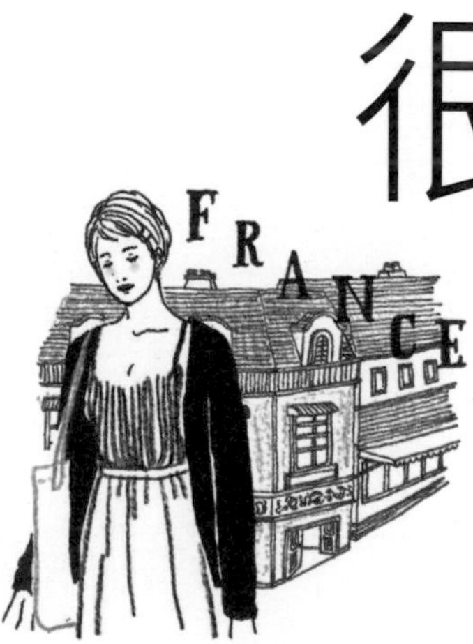

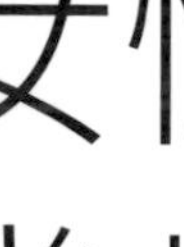

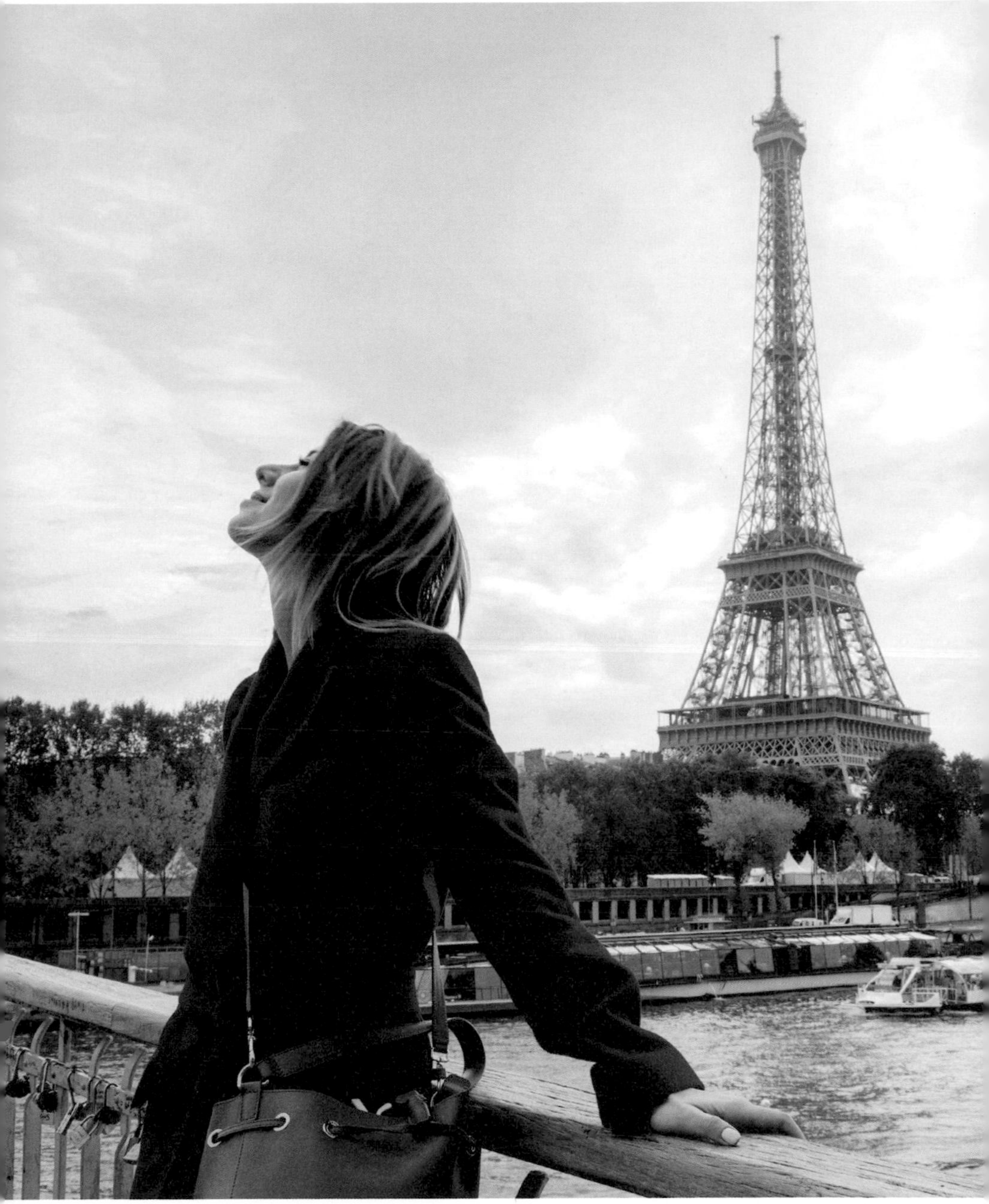

法國女性的「陰道訓練」情況意見調查

針對法國女性對於陰道訓練相關的認知或效果體驗，
向法國當地30多歲至50多歲的女性進行意見調查。
對此主題的認知度或實踐率為何？有怎樣的良好影響？
讓與日本不同的陰道訓練常識變得淺顯易懂！

Q
知不知道「陰道訓練」？

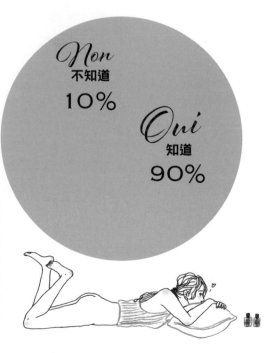

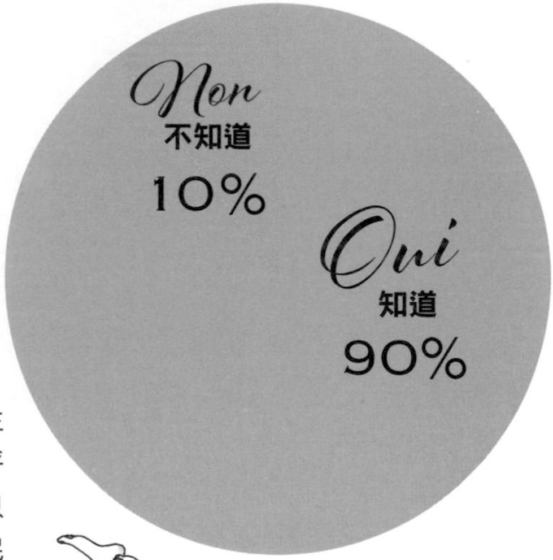

A
陰道訓練是法國女性的常識！有9成的女性知道

在法國，女性生產過後，婦產科醫生會開出「陰道訓練」的處方箋，幾乎100%的產婦都要做陰道訓練。不只是產後，如果有醫師的處方箋，國民健康保險就會受理。因此，陰道訓練的認知度很高。關於它的必要性，大多數的人也將它視為「身為女性不可欠缺的事」。

Q
進行陰道訓練是否對身體有好的影響？

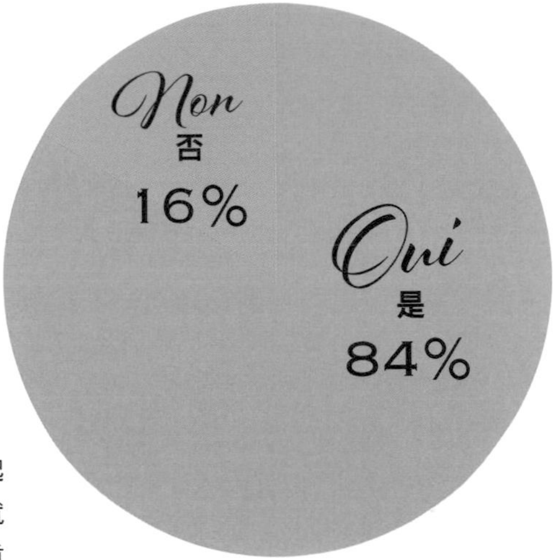

A
有許多人認為對女性而言陰道訓練很重要

聽說活動骨盆底肌群的陰道訓練做起來很吃力。不過，「開始體驗之後就明白，對女性來說，陰道訓練很重要」、「對於支撐內臟的骨盆底肌群有了更深的理解」等，多數的人認為能夠深入了解périnée（法文中指的是陰道或骨盆底肌），真是太好了。

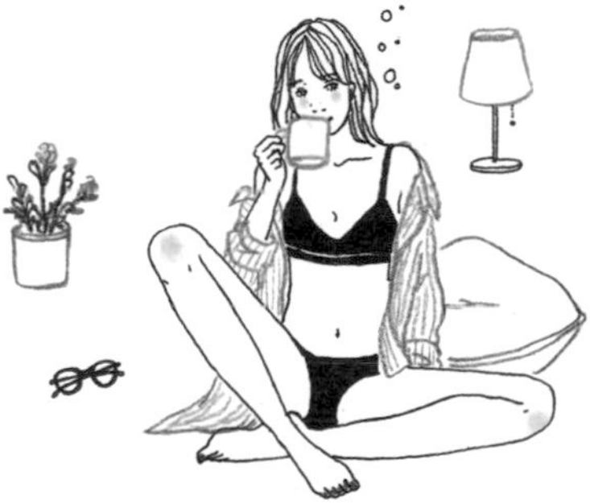

Q
進行陰道訓練所帶來的效果？

A

- 改善尿失禁
- 擺脫產後肥胖
- 隆起的小腹凹陷下去
- 減輕心情起伏不定的情形
- 姿勢變得優美
- 紓解腰痛或肩膀僵硬

作者也藉由「陰道訓練」在生產之後減輕了19kg！

在法國時接觸到陰道訓練，它的絕佳效果令我深受感動。雖然第3胎是在美國生產的，但是我實行前兩胎在法國生產時學會的陰道訓練法，不需要限制飲食，短時間內就簡單讓身體變得緊實。藉著配合其他的訓練，可以預期有更驚人的效果，由此也感受到陰道訓練的魅力。

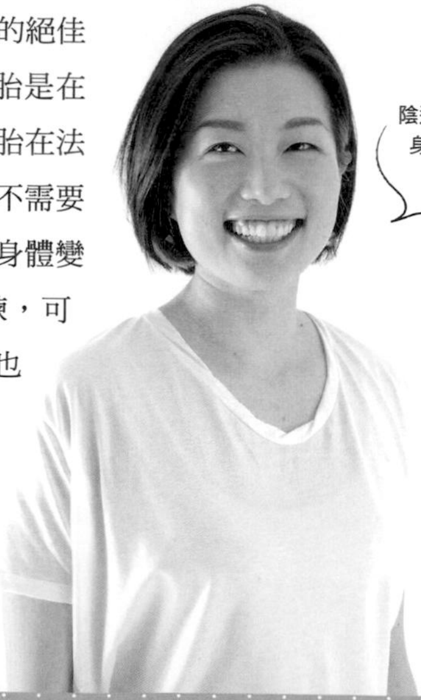

陰道訓練對於產後身心方面的不適也很有效！

BEFORE

生完第3胎，
產後3個月的照片。
還很胖（笑）

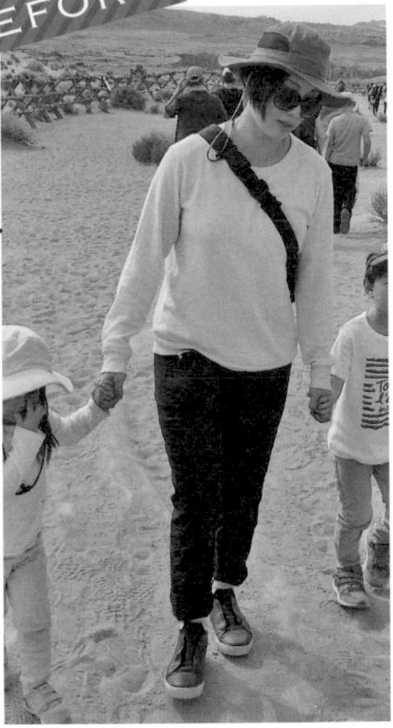

此時進行
陰道訓練！

牛仔褲的
腰圍少了4吋。
以恢復生產前的
體型為目標

AFTER

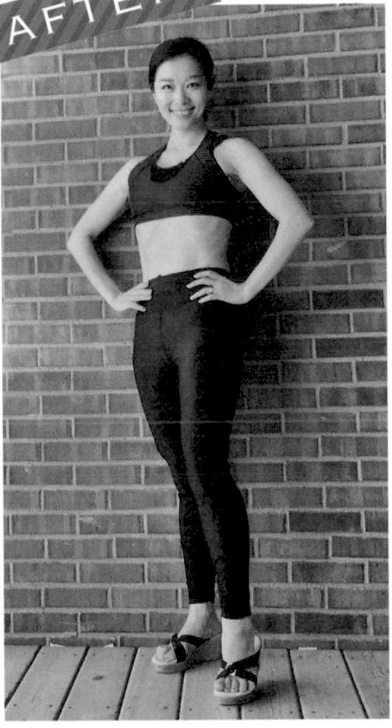

Bergeron容子的
陰道訓練HISTORY

2006	結婚
2011	前往法國
2012	生第1胎　**體重增加20kg** 接觸陰道訓練　**體重減輕14kg**
2015	生第2胎　**體重增加16kg** 持續做陰道訓練　**體重減輕17kg**
2018	生第3胎　**體重增加17kg** 以陰道訓練法讓身材更美麗！ **體重減輕19kg**
2019	牛仔褲的尺寸從27吋 ➡ 變成23吋的時期

對於身心產生許多良好的影響！

應該立即開始進行「陰道訓練」的

The Five Reasons

5個理由

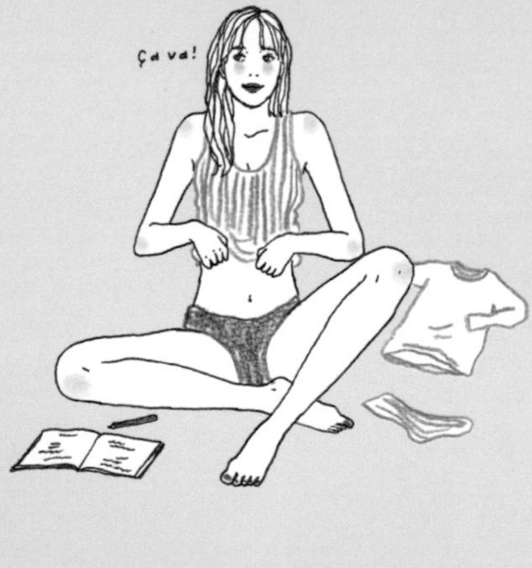

應該立即開始進行
「陰道訓練」的
5個理由

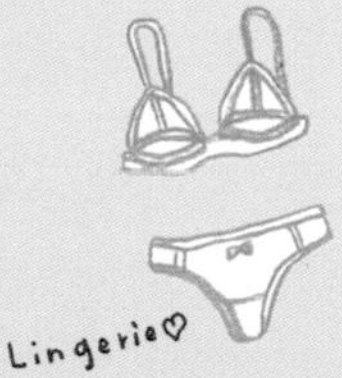

Reason1 塑造身材

如果進行陰道訓練，由下方支撐著骨盆內臟器的骨盆底肌群，大致上全部都會被鍛練到。這群肌肉能使隆起的小腹凹下去，打造出纖細的腰部，是核心肌群中的核心肌肉。學會肌肉的運動方法後，如果能將陰道訓練變成一種習慣，就能塑造出很有女人味的身材。

具有這樣的效果

- 腹部凹下去
- 恢復細腰
- 曲線變得凹凸有致
- 姿勢變得優美

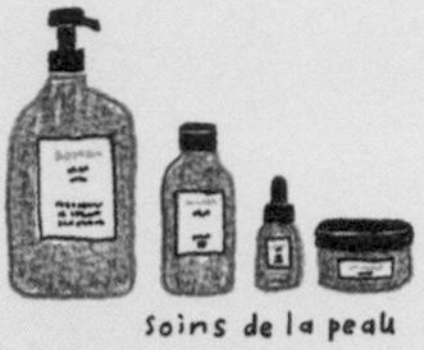

Reason2 延緩老化

隨著年齡的增長，骨盆周圍的肌肉也會老化。肌肉衰退也是尿失禁的原因之一。陰道訓練對於預防尿失禁有很好的效果。*40多歲的女性每3人就有1人以上有類似經驗，如果能夠好好地維護骨盆周圍的肌肉，也能成為改善尿失禁的對策或是預防尿失禁的發生。

＊嬌聯公司的調查

具有這樣的效果

- 預防尿失禁
- 預防內臟下垂
- 使肌膚變美麗

應該立即開始進行
「陰道訓練」的
5個理由

Reason 3

提升女性荷爾蒙力

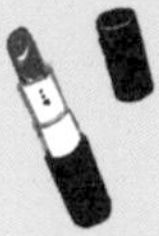

下腹部發冷的女性中，有不少人為生理痛或生理不順而苦惱。藉由陰道訓練改善陰道周圍或下腹部的血液循環的話，就能使卵巢或子宮的機能活性化。有助於改善因女性荷爾蒙失調所造成的生理不順或經前症候群等的不適症狀。

具有這樣的效果

- 改善生理期前、生理期中的不適
- 改善更年期的不適
- 提升懷孕能力

Reason 4

提升健康力

陰道訓練是刺激骨盆底肌群的訓練。同時呼吸或支撐軀幹的深層肌肉也會產生連動而一起運作。如此就能從內側讓全身的血液循環變好，改善身體僵硬酸痛或發冷。此外，呼吸變深之後，可以調整自律神經的平衡，讓身體擺脫慢性疲勞。

具有這樣的效果

- 消除身體發冷
- 變得不易疲倦
- 改善便秘
- 紓解肩膀僵硬、腰痛

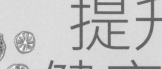

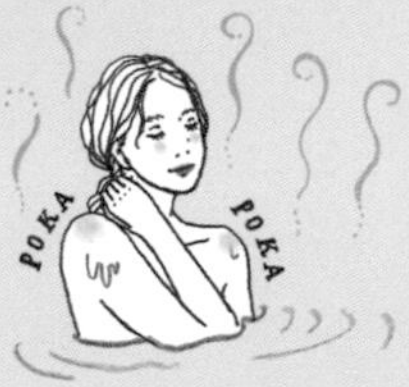

Reason5

提升快樂力

精神方面也會受到雌激素等女性荷爾蒙的影響。如果以陰道訓練調整女性荷爾蒙的平衡，在生理週期或更年期等時期，即使荷爾蒙量有所變化也不會彰顯出來，可以維持心情穩定，並且能減輕焦躁不安或抑鬱的情緒，讓人快樂度過每一天。

具有這樣的效果

- 減輕情緒低落
- 消除焦躁感
- 充滿幹勁
- 變得不會在意瑣事

\ 不知不覺中正在惡化！ /

檢測陰道鬆弛度！

體力檢測

□一直坐著不動、站著不動等，長時間維持同樣的姿勢
□走路的時候會發出啪答啪答的聲音
□睡眠時間短。或是總覺得睡不飽
□穿著很緊的束腹
□即使沒有尿意也會為了慎重起見動不動就去上廁所
□有跑步的習慣
□咳嗽、打噴嚏、大笑過後有時候會尿失禁
□坐在椅子上的時候膝蓋會張開
□即使身材很瘦，腹部還是會凸出來
□被人說駝背之類的，姿勢不良

體質檢測

□指尖、腳尖常常冰冷，是冷底的體質
□經常便秘

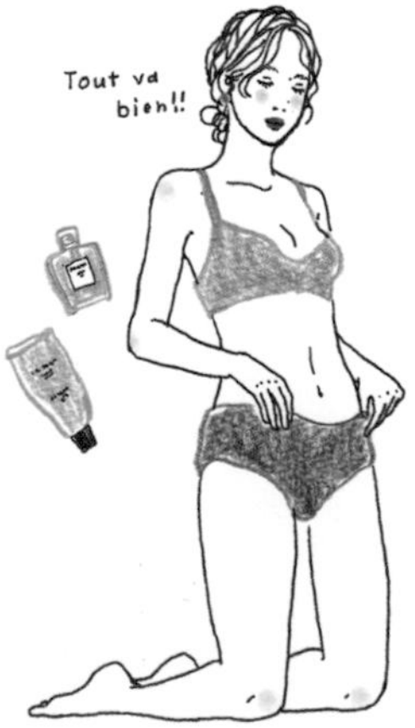

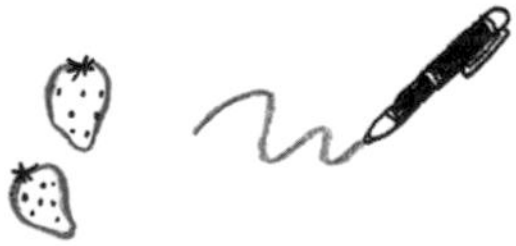

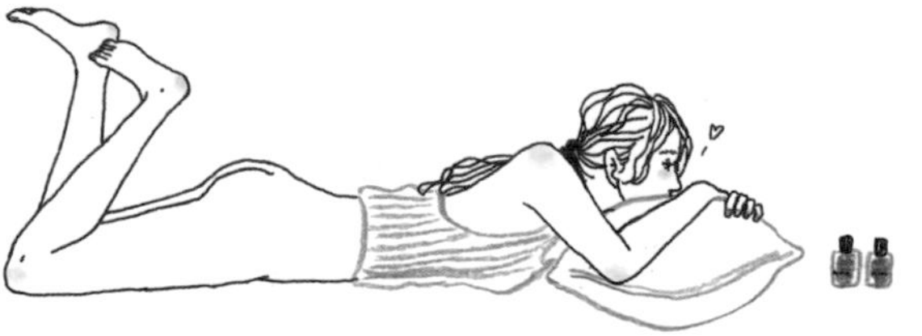

□SEX的時候有時會覺得疼痛，或是不易濕潤

□頭髮或肌膚是乾燥型

飲食生活檢測

□常吃水果或生的蔬菜

□變得特別想吃甜的食物、辛辣的食物、味道重的食物等

心情檢測

□經常覺得有壓力

□常常發牢騷

□非要選的話比較偏負面思考的類型

如果覺得有3項以上符合的話，就立即開始進行陰道訓練吧！

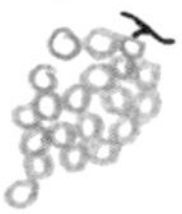

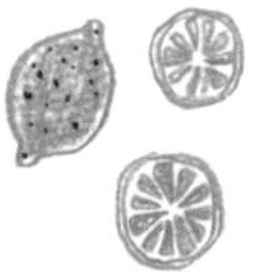

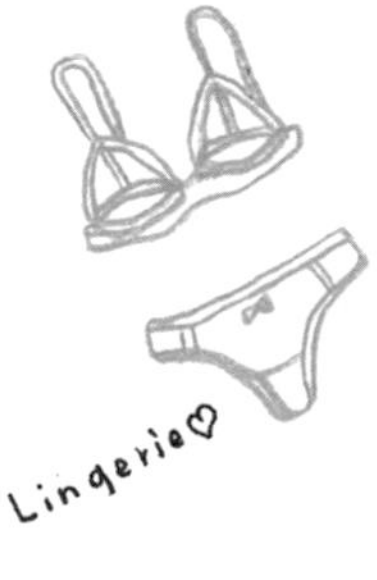

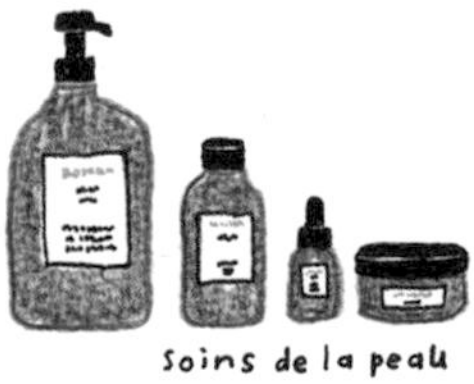

CONTENTS

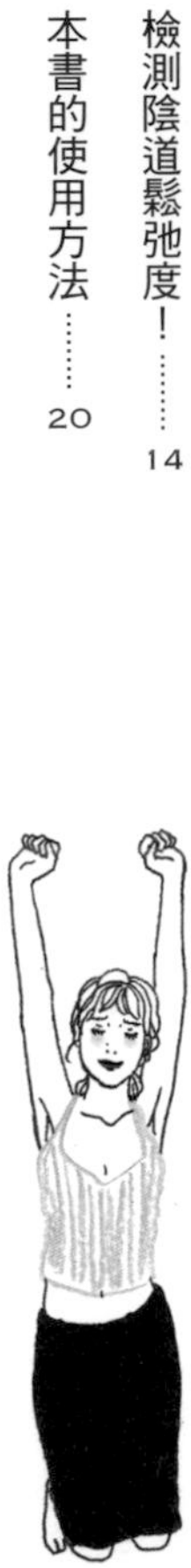

PART 1

美麗和健康的根源其實是這個！

陰道和美麗的關係大解析

PART 2

短時間腹部凹下去，全身很匀稱

躺下來進行的基本陰道訓練

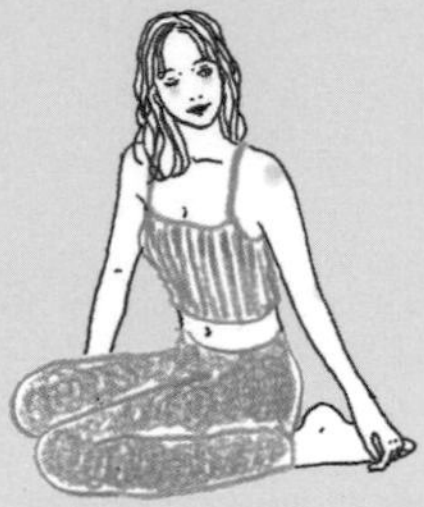

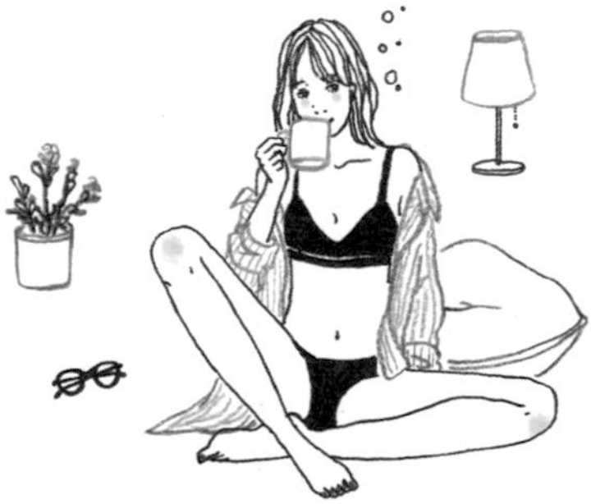

PART 3

利用空檔花1分鐘

站著就能直接做！1個姿勢就能做的陰道訓練

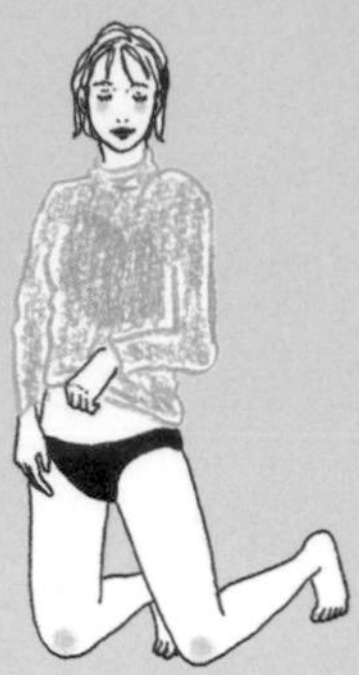

COLUMN

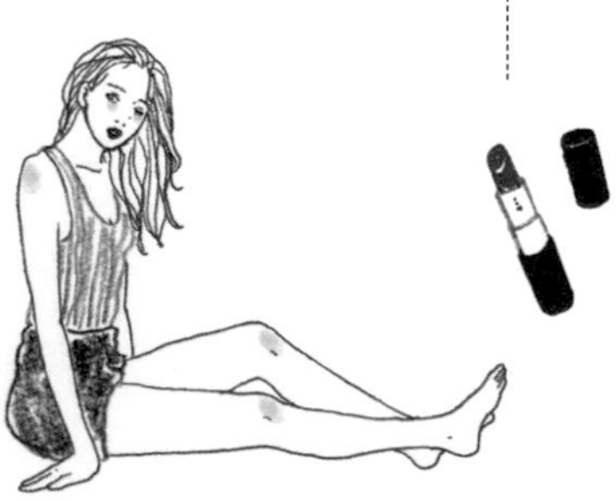

COLUMN

COLUMN

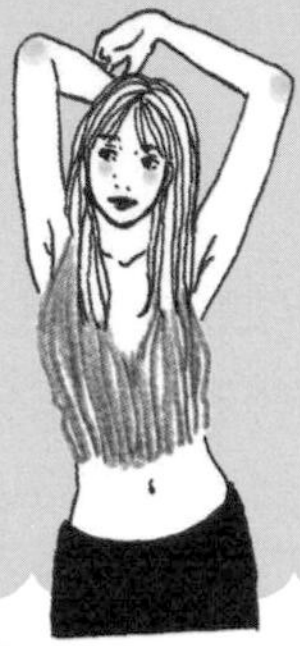

PART 4

日常生活中不經意的事其實很重要！

善待骨盆底肌群的生活術

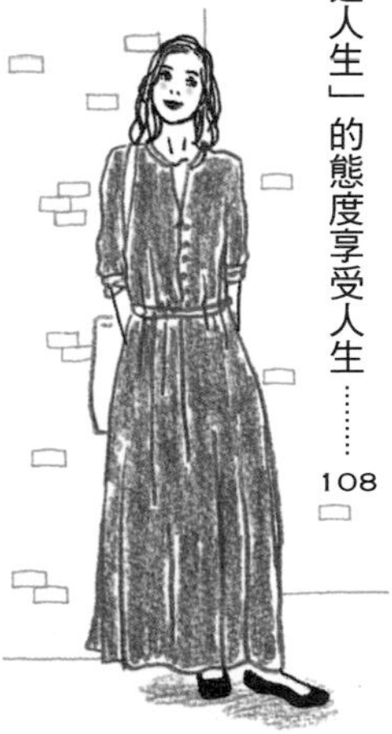

本書的使用方法

在此為大家介紹可以有效地鍛鍊陰道，快速呈現效果的重點。參考下記的重點，從今天起開始訓練吧！

PART 2 躺下來進行的 基本陰道訓練

「陰道訓練」的基礎，先從這裡開始。
把它當成每天的習慣吧！

把P50～的陰道呼吸＋P54～69的1分鐘陰道重新設定組合在一起

在Part2介紹的陰道呼吸是鍛鍊陰道的呼吸基本訓練。一邊做這個呼吸，一邊進行活動身體的姿勢。

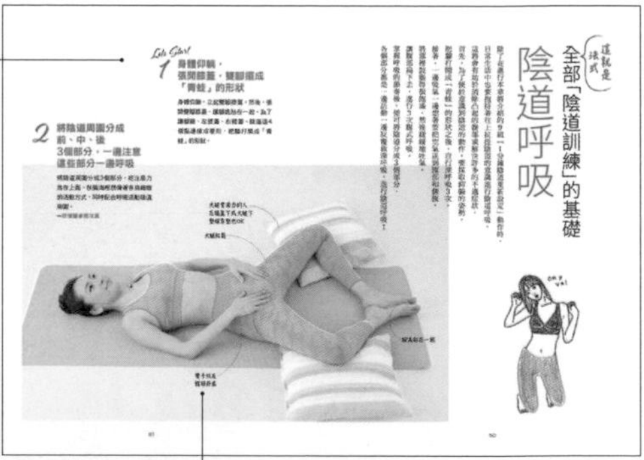

運動時需要注意的重點也要核對

PART 3 站著就能直接做！ 1個姿勢就能做的陰道訓練

站在電車裡、等紅綠燈時，站著的時候以1個姿勢做「陰道訓練」！

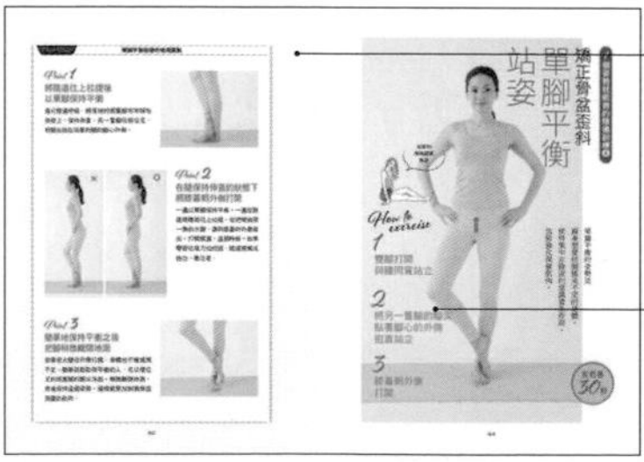

剛開始進行的時候先讀一遍Point解說會很有成效

遵照How to只採用自己喜歡的姿勢

COLUMN

- **陰道訓練24H選單**
- **就寢前陰道放鬆伸展操**

專欄裡介紹的是可以在生活中同步進行的「陰道訓練」，以及讓做完訓練的陰道放鬆、提高睡眠品質的伸展操。

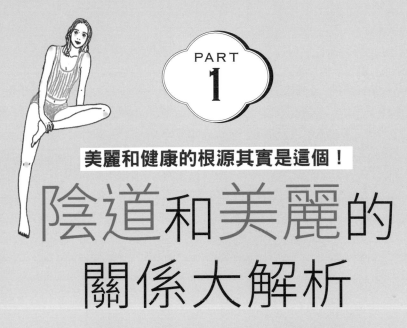

PART
1

美麗和健康的根源其實是這個！

陰道和美麗的關係大解析

陰道是接續在子宮下面的器官，也是受到
女性荷爾蒙影響的部分。
讓腹部凹下去、塑造出美臀、腰部變得纖細，
甚至可以改善生理痛或尿失禁!?
本章將為大家介紹陰道和美麗的關係

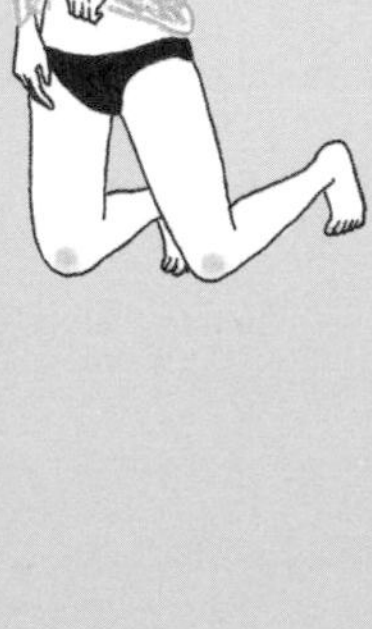

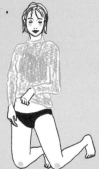

「陰道訓練」讓支撐軀幹的肌肉總動員之後，腹部會凹下去

女性的腹部裡面，除了子宮和卵巢之外，還有胃腸等許多內臟。支撐著這些內臟的是被稱為「內核心肌群」的4條軀幹的肌肉。這4條肌肉分別是隨著呼吸上下起伏的橫膈膜、像束腹一樣包覆著腹部的腹橫肌、牢牢支撐著背脊的多裂肌，還有從下方支撐著內臟和骨盆的骨盆底肌群。這些肌肉以連動的方式運作，像支柱一樣支撐著軀幹，使我們得以保持端正的姿勢。相反地，一旦內核心肌群的肌肉變得衰弱無力，便無法藉由肌肉支撐內臟或脂肪，腹部就會圓滾滾地凸出來。

「陰道訓練」是隨著呼吸活動陰道周圍的肌肉，不僅能刺激骨盆底肌群，還能使以連動方式運作的內核心肌群一起總動員。將下垂的內臟往上推，以肌肉的力量推擠脂肪，使隆起的腹部凹下去。

支撐身體的肌肉是
內核心肌群

內核心肌群是由4條肌肉組合而成，像一個箱子似的存在於軀幹之中，支撐著內臟，維持端正的姿勢。其中，從下方支撐著骨盆和內臟的骨盆底肌群是位於邊緣下方強而有力的肌肉。

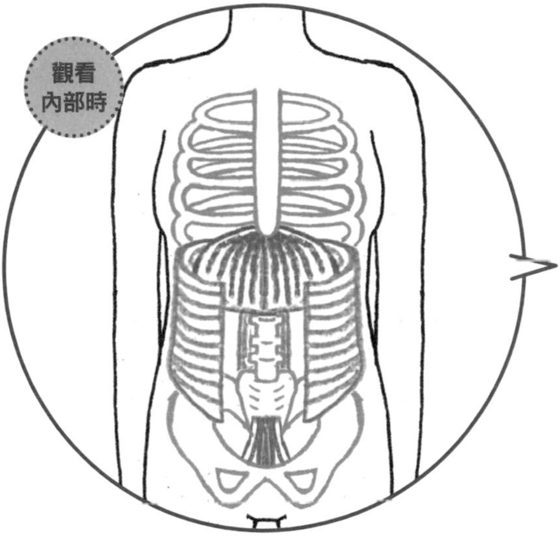

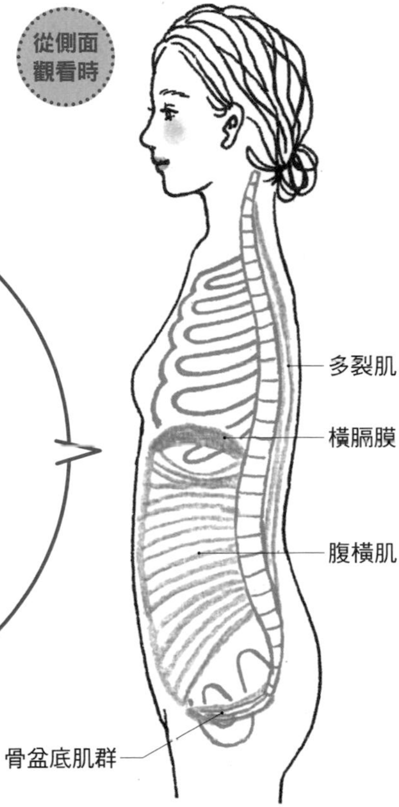

從側面觀看身體的話就能清楚了解，從下方支撐的是骨盆底肌群，腹部是腹橫肌，背部側面是多裂肌，肋骨下面是橫膈膜，由這些肌肉支撐著軀幹（除去手腳和頭部的身體中心的部分）。

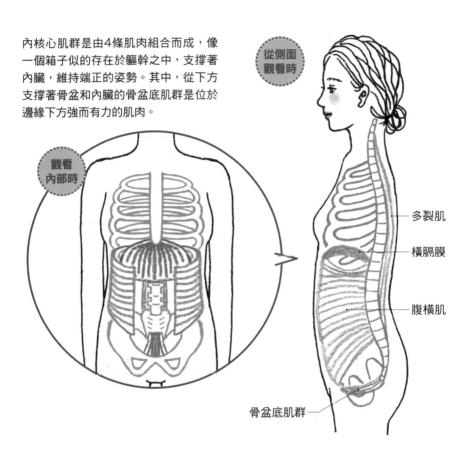

支撐內臟的骨盆底肌群經過鍛練，小腹會凹下去

陰道在法文裡譯為périnée，但是嚴格說來意思並非完全相等。中文裡，陰道多半指的是從陰道口到子宮的入口為止，相對於此，法文的périnée指的是包含骨盆底肌群在內的整個骨盆下半部。法式陰道訓練法＝périnée care，鍛練的不是只有陰道，而是骨盆底肌群。除了產後的保養之外，也有助於改善各種身體不適的症狀。

骨盆底肌群是以排成一列的尿道口、陰道、肛門等的中心線為界，分成左右兩邊的肌肉總稱。以位於骨盆底部的肌肉，由下方支撐住內臟。因此，一旦這個肌肉變得衰弱無力，內臟就會往下降，形成圓滾滾的小腹。但是，因為骨盆底肌群位於體內深層的位置，所以並不是像兩條手臂一樣，只要施力，就能簡單鍛練到的肌肉。本書是藉由隨著呼吸來活動整個骨盆下半部（périnée）的「陰道呼吸」，鍛練不易意識到的骨盆底肌群。衰弱的骨盆底肌群經過鍛練之後，下垂的內臟便能回到原先的位置，讓小腹凹下去。

支撐骨盆內所有臟器的是
骨盆底肌群

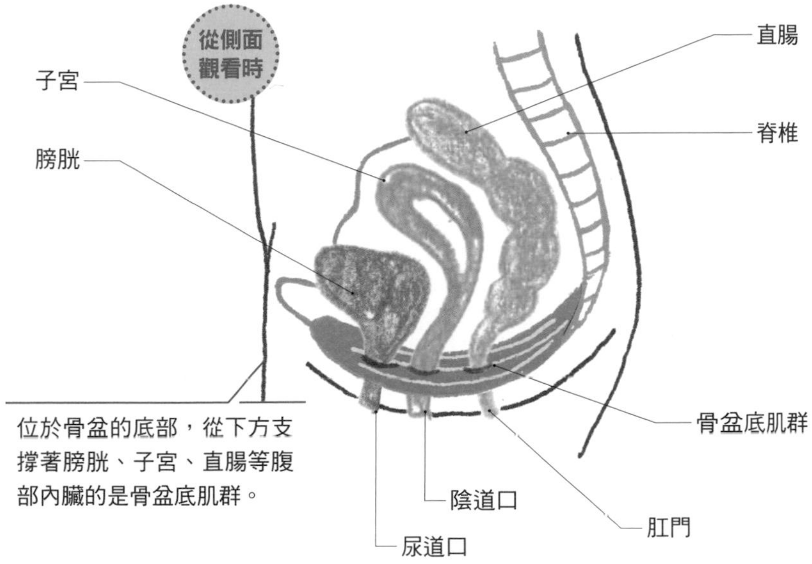

位於骨盆的底部，從下方支撐著膀胱、子宮、直腸等腹部內臟的是骨盆底肌群。

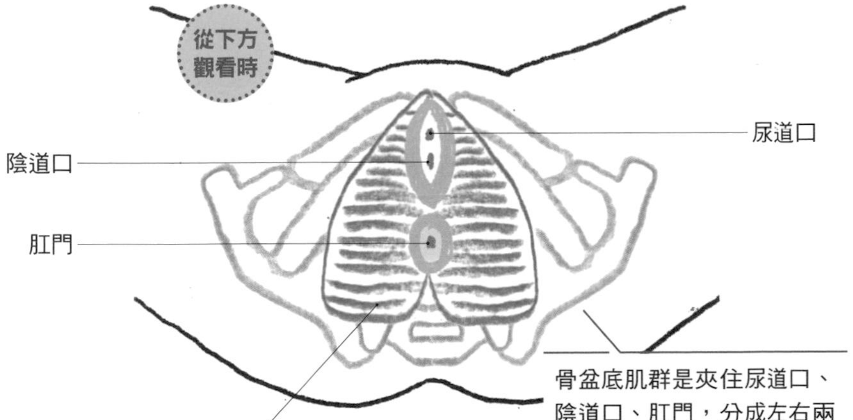

骨盆底肌群是夾住尿道口、陰道口、肛門，分成左右兩邊的膜狀肌肉。一旦這裡的肌力衰弱，也會造成尿失禁等不適的症狀。

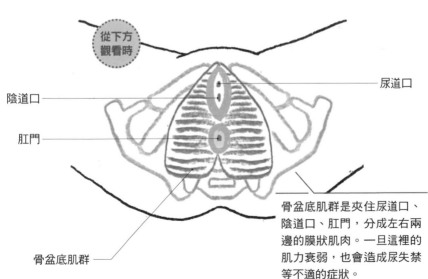

以「陰道呼吸」使腹部的深層肌肉受到刺激

法式陰道訓練法的基礎是「陰道呼吸」，作法是將大量的空氣吸進體內，在吐氣的時候一邊從陰道把空氣愈來愈往上推，一邊活動陰道。本書更進一步為「陰道呼吸」增加了帶有動作的訓練。首先，在從P50開始介紹的「陰道呼吸」中，將陰道周圍分成〔前、中、後〕3個部分，一邊集中意識於此一邊呼吸。不論是訓練哪個部分都要一邊吐氣一邊用力地活動陰道，與此同時，腹部的內核心肌群也會受到刺激。特別是有助於腹部緊繃、如同束腹一般包覆腹部的腹橫肌，以及連結骨盆和大腿的腰大肌和髂肌。從陰道開始吐出氣息的時候，腹部也要往上拉提，同時腹部周圍的軀幹肌肉和肋骨周圍的肌肉也往中心靠近。因此，小腹凹下去時會同時提升打造纖細腰部的力量。此外，吸氣的時候要意識到大量地將滿滿的空氣送進胸部和腹部，同時陰道要放空力氣。這個過程的快慢會成為肌肉發展的助力。

在陰道訓練中受到刺激的
深層肌肉

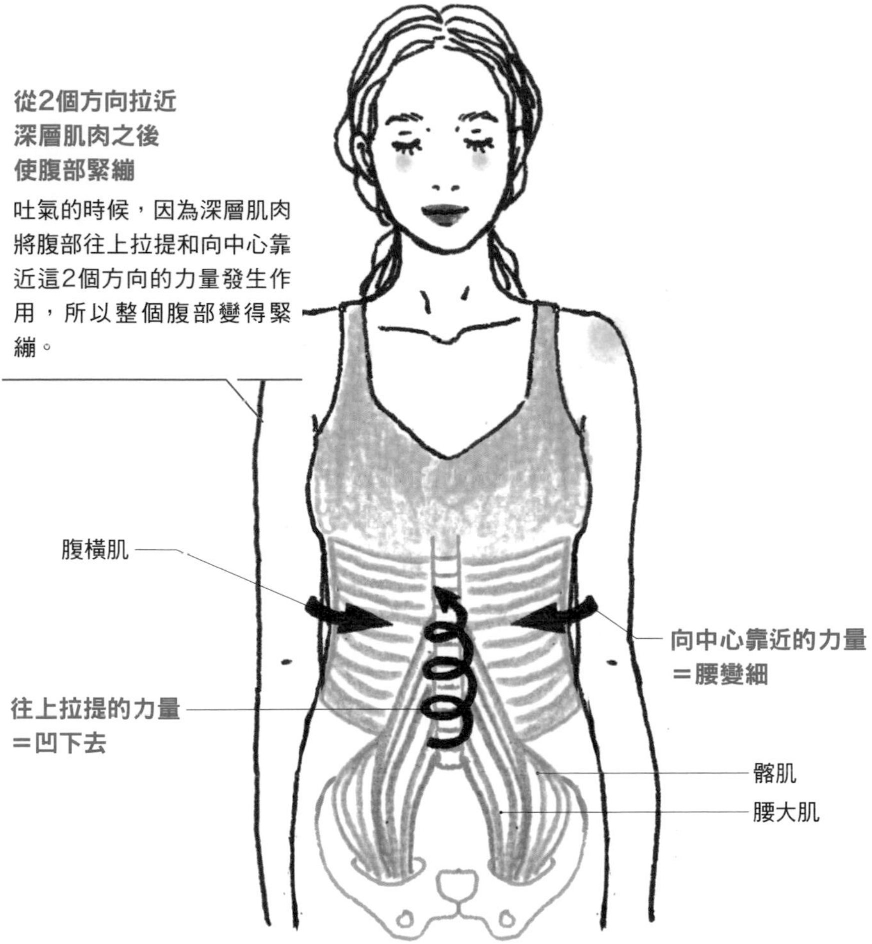
從2個方向拉近
深層肌肉之後
使腹部緊繃
吐氣的時候，因為深層肌肉將腹部往上拉提和向中心靠近這2個方向的力量發生作用，所以整個腹部變得緊繃。
腹橫肌
向中心靠近的力量
＝腰變細
往上拉提的力量
＝凹下去
髂肌
腰大肌

以「陰道訓練」矯正骨盆歪斜，有了優美的姿勢後風采更加迷人

法式陰道訓練法是以意識到陰道周圍來活動的呼吸訓練，以及活動與訓練有關的肌肉之訓練所構成的。將兩者組合在一起，就能鍛練僅以呼吸法很難鍛練到的軀幹和臀部的肌肉，使因生產或每天不經意的姿勢直接造成歪斜的骨盆回復原來的位置。骨盆在生理週期或懷孕時，甚至一天當中也會反覆開合。因此，骨盆很容易歪斜，而鍛練骨盆周圍的肌肉也有可能減輕歪斜的狀況。骨盆歪斜是身材變形的一大原因，有礙於展現女性原有的美麗。採用法式陰道訓練法的話，就能鍛練從下方支撐骨盆的骨盆底肌群，以及骨盆周圍的深層肌肉——髂肌和腰大肌，將傾斜的骨盆引導至正確的位置。這麼一來，軀幹就會變得端正挺立，擺脫駝背和腰椎後彎，恢復優美的姿勢。即使體重沒有改變，腰部也能確實變細，搖身一變為曲線凹凸分明的身材。

利用陰道和深層肌肉的力量
讓骨盆好好地直立起來

◎

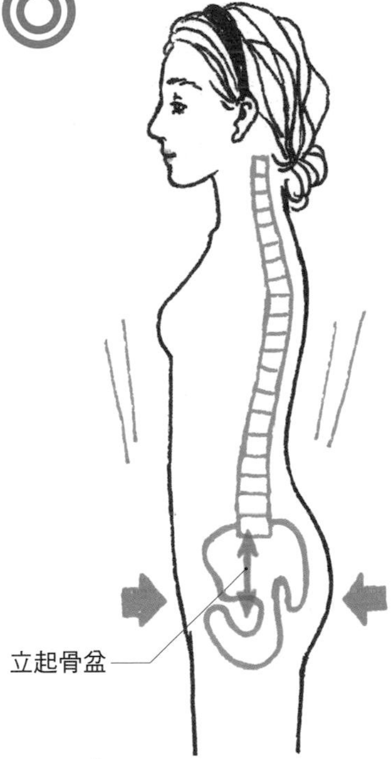

骨盆底肌群牢牢地支撐著骨盆，一旦內核心肌群將骨盆引導至正確的位置，骨盆就會直立，維持優美的姿勢。

✕ **陰道鬆弛的話……**

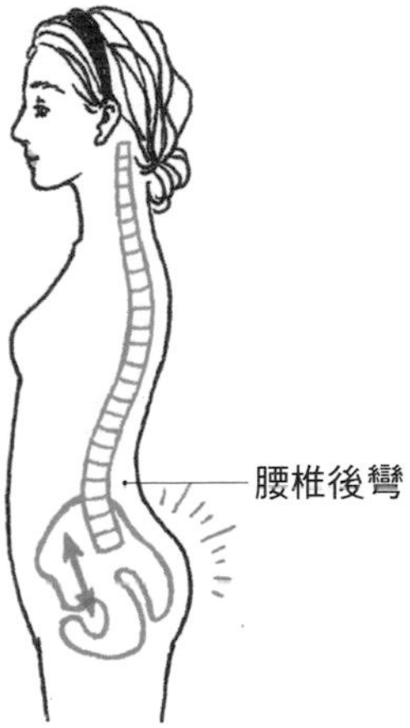

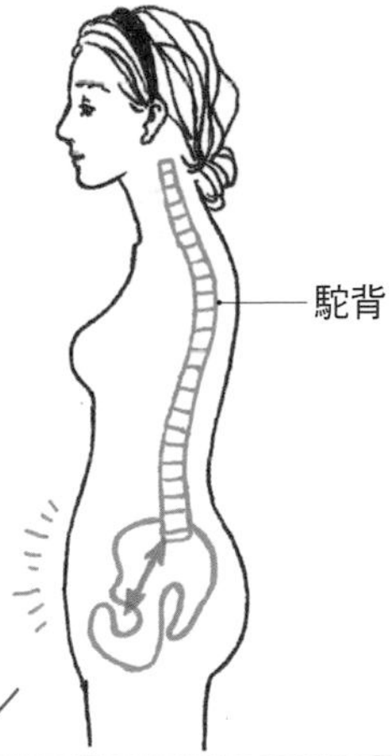

陰道周圍的骨盆底肌群衰弱無力的話，支撐姿勢的深層肌肉也會鬆弛，骨盆傾斜會造成腰椎後彎或駝背。

可以做到深呼吸之後，提高了全身的代謝

每一天持續的壓力和緊張，讓不少人的呼吸變淺。慢性的氧氣不足造成沒有足夠的氧氣傳送至細胞，因此代謝下降並成為容易肥胖的體質。決定呼吸深度的是，與骨盆底肌群一起支撐著軀幹的內核心肌群之一，也就是橫膈膜。藉著這個位於胸部和腹部之間呈半圓頂狀的肌肉，在吸氣時收縮使空氣進入肺裡，在吐氣時回復原來的位置。換句話說，為了導入大量的氧氣，使橫膈膜活動順暢是不可欠缺的因素。

那麼就做陰道呼吸吧！陰道呼吸可以一邊鍛練骨盆底肌群，一邊使因連動而運作的橫膈膜活動順暢。此外，藉著加深呼吸也可以擴展肋骨的開合可動範圍，就能導入更大量的氧氣。那麼一來，平常的呼吸也會變深，使得代謝能力提升，轉變成容易燃燒脂肪的體質。

以陰道訓練使肋骨的活動變得順暢的構造

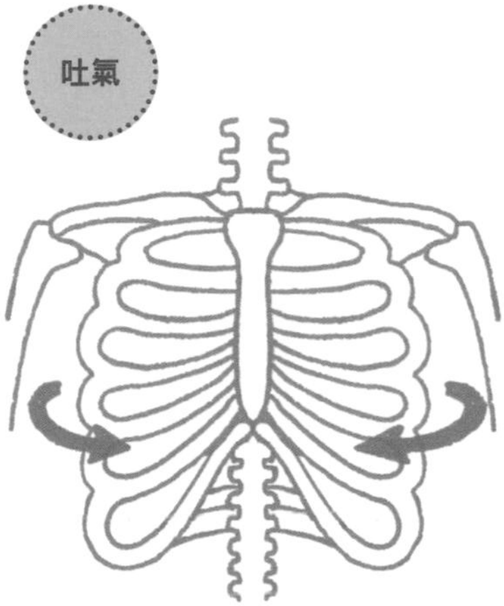

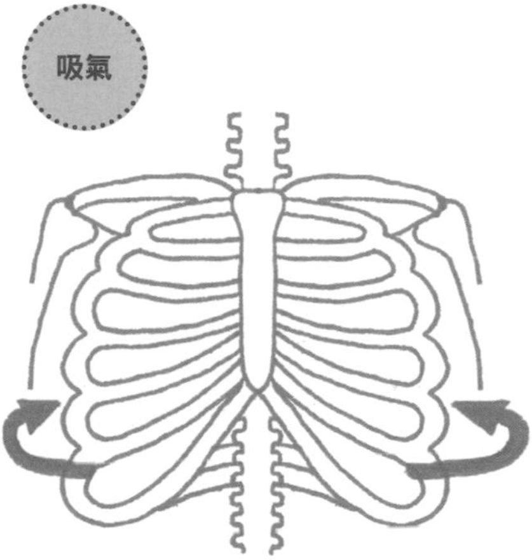

藉著有意識地、緩慢而悠長地吐氣，會使橫膈膜上升、肋骨緊縮。以深呼吸使肋骨的動作更有活力。

吸氣的時候橫膈膜會往下方移動，同時肋骨往左右張開，讓肺部擴張以便獲取大量的氧氣。

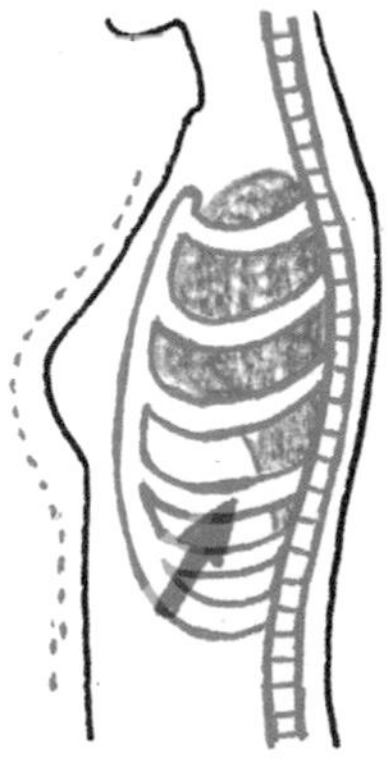

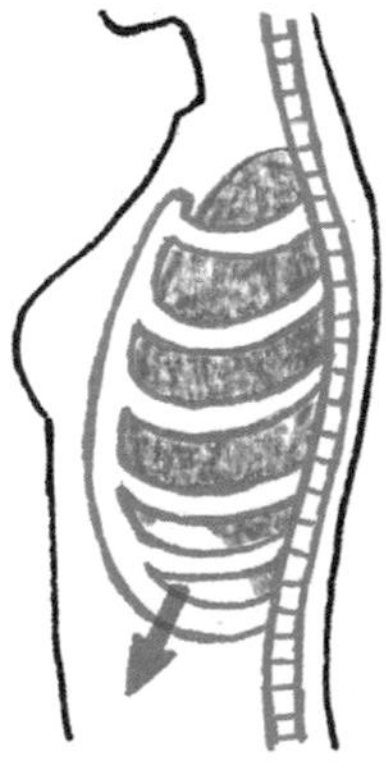

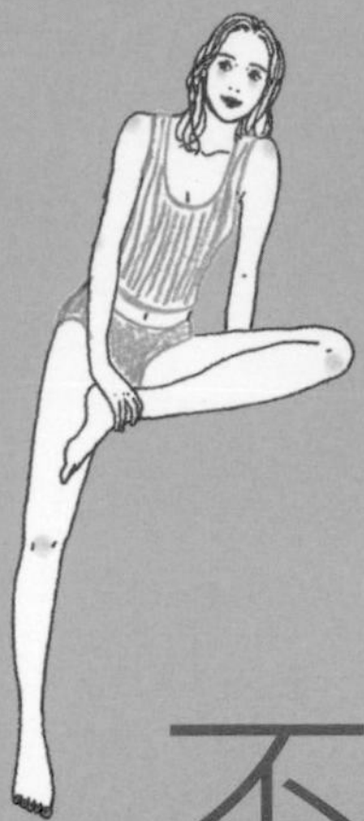

解決不適的煩惱！

在法國，產後的陰道訓練指導可以納入保險診療的範圍內，許多女性會定期尋求助產師或物理治療師的協助。此外，除了生產過後之外，也有不少人因為尿失禁、陰道鬆弛、性交時的性冷感等而定期接受陰道訓練指導。

在日本，最近陰道訓練也因做為改善尿失禁的對策而受到注目。陰道訓練是刺激從下方支撐住骨盆的骨盆底肌群之訓練。因此，一般認為陰道訓練可以活化使骨盆內的內臟位置回復正常的機能，或是促進陰道周圍的血液循環，有可能具備改善女性特有的許多不適症狀之效果。

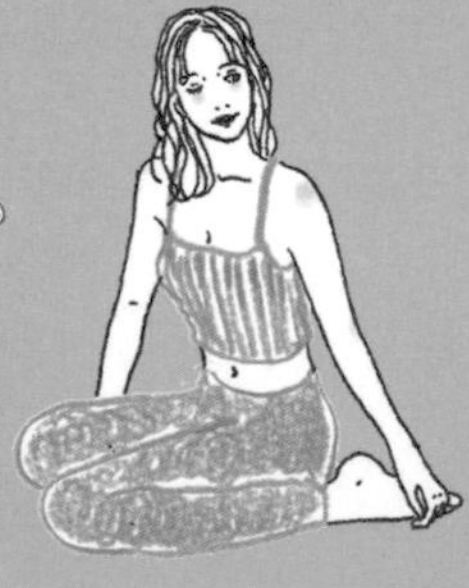

生理痛

活動下腹部的深層肌肉
促進骨盆內的血液循環

生理痛或生理不順多半是因為下腹部發冷或血液循環不良引起的。即使是為了促進女性荷爾蒙的正常分泌，對女性來說，下腹部發冷也是勁敵。陰道訓練能夠活動陰道周圍的肌肉＝骨盆底肌群，促進下腹部的血液循環。因此，生理痛或經前症候群等不舒服的症狀能獲得改善。

利用陰道訓練鍛練深層肌肉，從身體內側打造不易發冷的下腹部基礎，可以舒適地泡在浴缸裡，或是以稍熱一點的水淋浴，花稍久一點的時間用熱水沖淋下腹部或腰部，讓腹部也能從外側變暖和。此外，為了避免讓腹部受寒，使用束腹也很有效。

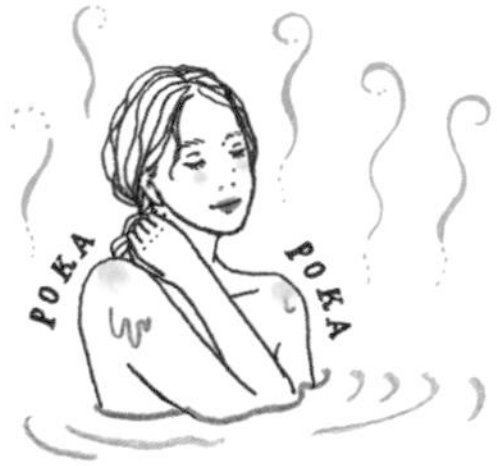

身體發冷

刺激骨盆底肌群的話，能鍛練整個下腹部的肌肉，血液循環變好便能消除身體發冷

用手觸摸腹部和腋下的下方時，如果感覺腋下的下方比較溫熱，就是腹部在發冷。發冷是萬病的根源。特別是下半身的發冷需要注意。經常攝食冰冷的飲品、食物，喜歡穿著露出腹部類型的服裝，長時間待在開著冷氣的房間裡等等，有時候身體發冷是受到生活環境的影響而產生的。此外，肌力下降也是身體發冷的原因。一旦肌肉量減少，體內就變得不易產生熱能，造成身體發冷。陰道訓練所鍛練到的骨盆底肌群，是連結骨盆內其他肌肉的下腹部深層肌肉之一。因此，進行陰道訓練的話，會使下腹部的血液循環從內側變得順暢，可望改善身體發冷的情況。

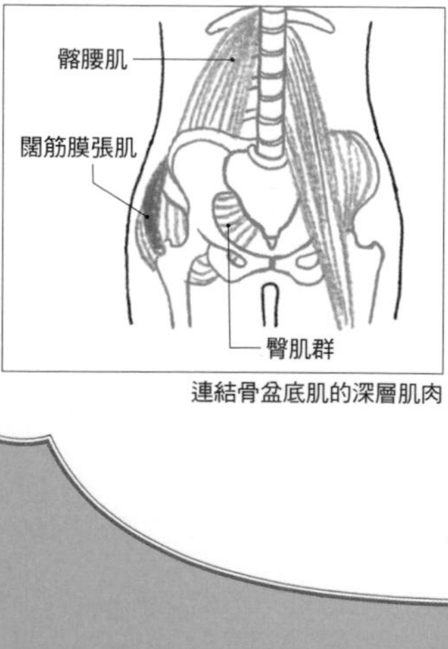

連結骨盆底肌的深層肌肉

便秘

提升從內側推出大便的力量，調整腸內環境，改善肌膚粗糙

便秘是飲食生活、運動不足、壓力等，各式各樣的原因造成的。因運動不足或年齡增長而使肌肉衰弱，造成推出大便的力量減弱時，能有效改善便秘的就是陰道訓練。

並非像一般的腹肌一樣鍛鍊外側的肌肉，以往上拉提陰道使腹部凹下去的陰道訓練，可以提升從內側推出大便的力量。而且，利用深層的陰道呼吸，以腹壓刺激腸道，有助於腸道的蠕動。有的人原本一週只排便2~3次，進行陰道訓練後變成幾乎每天都會排便。調整腸內環境也可望改善粗糙的肌膚。

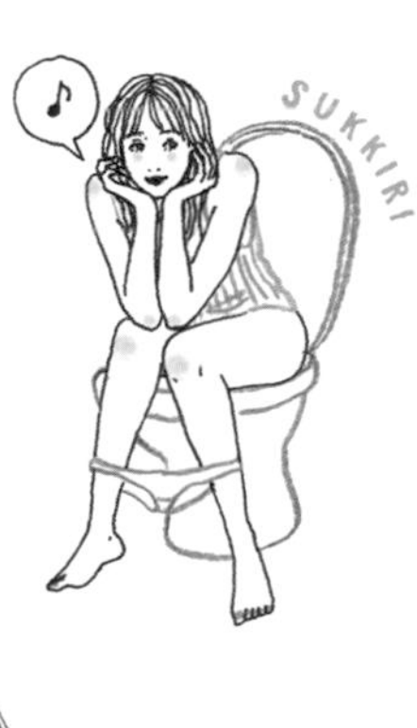

更年期

女性荷爾蒙的急遽變化所造成的不適，以改善血液循環來照護

停經的前後5年，大約45歲~55歲的10年期間稱為更年期。因為女性荷爾蒙分泌量的變化，此時期會出現各種不適的症狀，如身體發冷、肩膀僵硬、熱潮紅、頭昏暈眩或精神方面的問題等。在日常生活中因此類不適造成麻煩的狀態稱為更年期障礙。

處於這個年齡階段的女性，因為女性荷爾蒙之一的雌激素下降，有時會造成自律神經失調、脂質的代謝降低或骨量減少，甚至會逐漸喪失肌膚或肌肉的彈性。進行陰道訓練可以促進下腹部的血液循環，使荷爾蒙的循環不會停滯，症狀也能獲得舒緩。

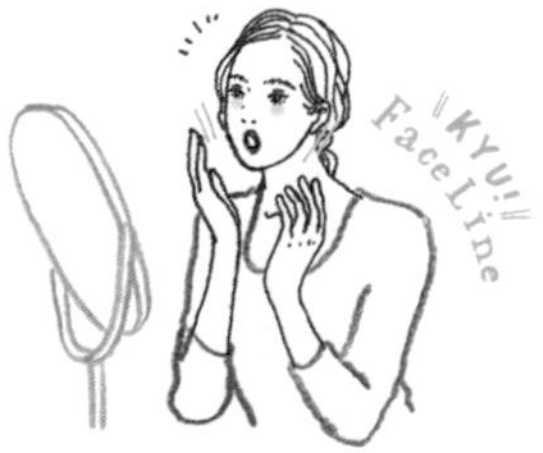

腰痛

從骨盆底肌群到支撐腰部的深層肌肉都能受到刺激，減輕對腰部的負擔

每天坐著滑手機或打電腦，就算造成駝背也不足為奇。這種姿勢常會造成腰部的負擔因而產生腰痛。支撐腰部的是軀幹內的深層肌肉。特別是內核心肌群，它包含支撐腰部的骨盆底肌群，非常重要。強化這個肌群的話，就能減輕腰部的負擔。

支撐骨盆和內臟的骨盆底肌群也連結著支撐腰部的腰大肌和腹橫肌等其他的深層肌肉。因此，以陰道訓練鍛練骨盆底肌群的話，支撐腰部的肌肉也會受到刺激，進而強化腰部周圍的肌肉。此外，如果學會將陰道往上拉提的動作，就能經常保持端正的姿勢，也能減輕對腰部的負擔。

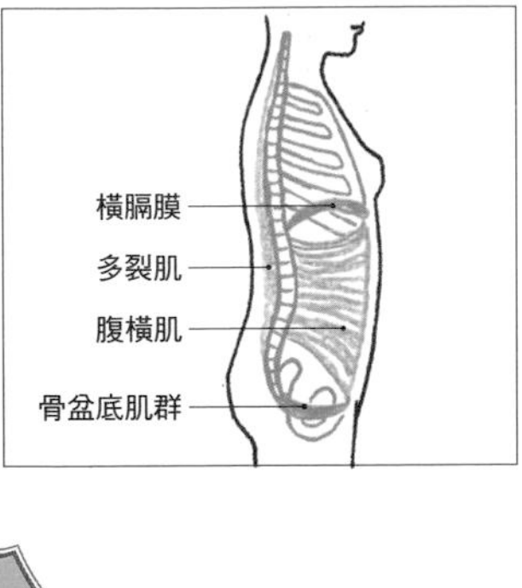

性交疼痛

以陰道訓練改善陰道周圍的血液循環不良，變得容易濕潤

陰道因為具有防止雜菌繁殖，所謂「自淨作用」的結構，所以會經常保持濕潤的狀態。性交的時候，因為性興奮導致陰道周圍的溫度上升，微血管擴張，使得陰道更加濕潤，藉此減輕性交時的疼痛。感覺到性交疼痛的人多半有指尖或腹部周圍發冷的現象，不論是夏天或冬天，一整年都自覺身體發冷。除此之外，陰道周圍的肌肉逐年衰退，使得血液循環變差。性交疼痛也與女性荷爾蒙的影響或精神上的問題有很大的關係。不過，藉由陰道訓練促進陰道周圍的血液循環，也有可能改善這個症狀。隨著陰道訓練的進行，即使只是經常保持將陰道往上拉提的意識，也能提升陰道的能力。

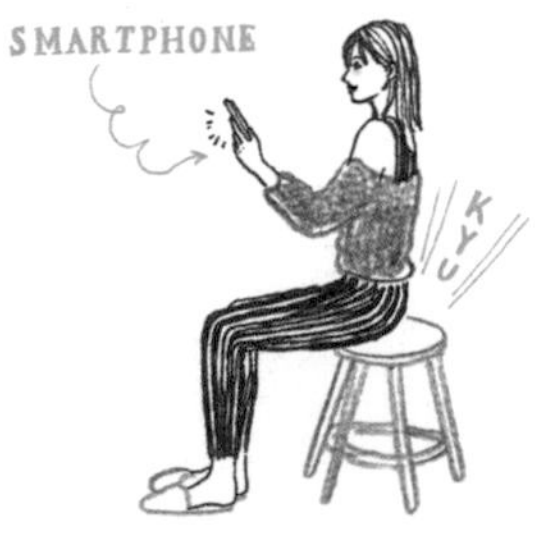

產後肥胖

將產後鬆弛的贅肉往上拉提
以練出超越產前的身材為目標

生產過後，打開的骨盆慢慢恢復原狀。然而，因為懷孕過程中子宮變大，腹部周圍的脂肪連同內臟向下方推擠，有時怎麼也甩不掉。這就是一般常說的產後肥胖。在忙於育兒的時期，很難有時間去運動。因此，能幫得上忙的就是陰道訓練。陰道訓練是從陰道周圍將身體內側的肌肉往上拉提。此外，在日常生活中對於陰道周圍抱持著意識和導入呼吸，能消除腰部或腹部周圍的脂肪，也能提高代謝能力，所以有可能簡單就使全身瘦一圈。而且，即使只是做數分鐘有動作的訓練，練出超越產前的身材也絕對不是夢。

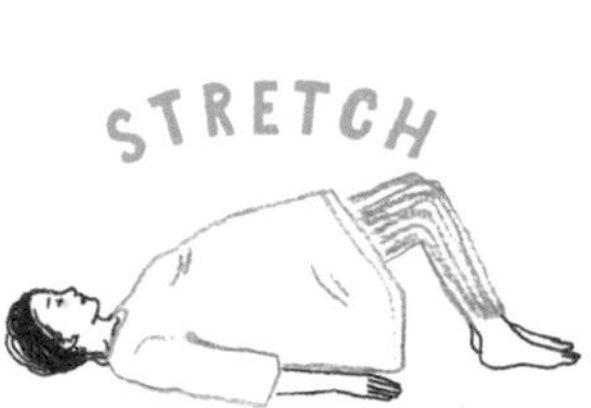

容易情緒低落

以陰道訓練使呼吸變深
停止焦躁不安或憂鬱

女性很容易會將心理狀態反映在身體上，呼吸已經變淺的人當中，心裡有某些負擔的案例並不少見。要靠自己調整心情非常困難，而調整身體就比較簡單了。陰道訓練能刺激深層肌肉，大幅度活動與呼吸息息相關的橫膈膜，變得能夠深而緩慢地呼吸。一旦呼吸變深，便能慢慢擺脫焦躁不安或悶悶不樂的心情。

此外，身體發冷也會使想法變得負面，動不動就變得很沮喪。這時候，進行陰道訓練的話，身體就會從內側暖和起來，轉變成身體和心理都有良好循環的體質。心裡感到不安的時候，就進行陰道訓練吧。

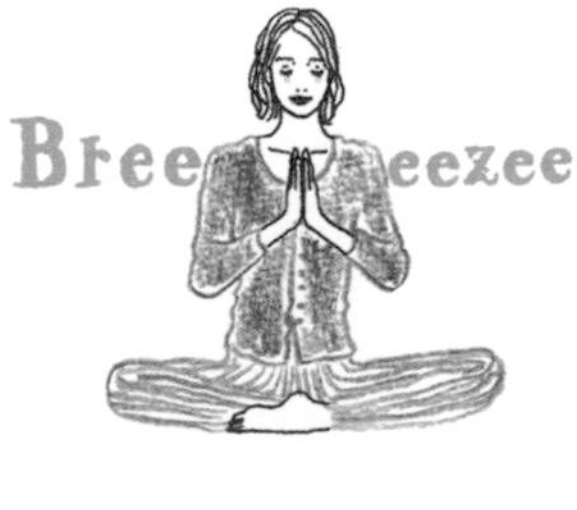

尿失禁

將鬆弛的骨盆底肌群往上拉提 牢牢地關緊尿液的出口

在打噴嚏或是跑步的過程等情況下，只要稍微施加一點腹壓就會發生尿失禁的情形。容易發生症狀的族群是，因為生產或年齡增長等因素使得肌肉鬆弛，以至於無法支撐臟器的人。膀胱下垂之後尿液的出口變得寬鬆，只要稍微施加一點壓力，很容易就會發生尿失禁的情形。

除了法國，最近日本也在推廣陰道訓練做為這類尿失禁的對策。藉著鍛鍊骨盆底肌群，將內臟往上拉提到正常的位置之後，即使受到像施加腹壓這樣的刺激也不會發生尿失禁了。

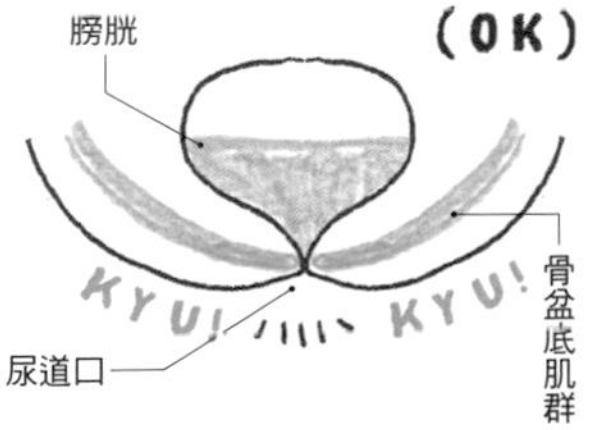

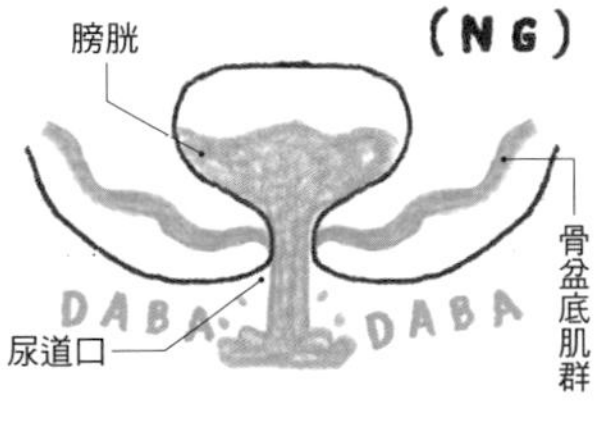

釐清作法等的疑問！效果更加顯著！

陰道訓練Q&A

要把意識放在眼睛看不到的陰道周圍的肌肉很困難吧？
任何人都可以做嗎？這裡將為大家介紹解除這類
關於陰道訓練的疑問或不安，使效果更顯著的訣竅。

Q1・什麼時候進行陰道訓練才有效果？

A1・隨時隨地，時間短暫也可以。每天持續進行吧

陰道訓練沒有要在何時何地進行比較好之類的規定。在每天的生活中，像洗臉那樣把陰道訓練納入生活的一部分，就能快速地實際感受到效果。特別是利用搭電車或上咖啡館等短暫時刻，將陰道訓練當做「看不見的運動」，可以悄悄地進行是它的優點所在。

Q2・陰道訓練是不論幾歲、不分對象都可以做嗎？

A2・不論幾歲都有效！男性也務必要採用

因為陰道訓練是深層肌肉的訓練，所以不論何種年齡的人來做都會有效果。特別是骨盆周圍的肌肉會隨著年齡而衰退，所以30歲以上的人更可以實際感受到它的效果。此外，不只是針對女性，希望有漏尿或滴尿煩惱的男性也務必要採用這個訓練。

Q3・做陰道訓練時髖關節會痛。該怎麼辦呢？

A3・如果會覺得痛，就在膝蓋下面放置靠墊

髖關節或大腿的肌肉僵硬的人，在進行陰道呼吸時如果把膝蓋往外側張開，有時候髖關節或大腿會覺得痛。這個時候，請把高度足以減輕疼痛感的靠墊或椅墊放置在膝蓋下面或大腿下面來進行訓練。如果其他的姿勢會覺得痛的話，就避免採用該項訓練。在有疼痛感的狀態下，即使進行訓練也得不到好的效果。

Q4．將意識放在陰道上很困難……該怎麼辦呢？

A4．去碰觸各個重點部位做集中意識的練習

法國的助產師或物理治療師會以手指或器具碰觸要集中意識注意的地方，藉此指導訓練者。建議各位在熟練作法之前請參考P52，自己去碰觸要集中意識的地方來進行訓練。譬如，嘗試以衣架的掛勾隔著短褲或長褲去碰觸各個重點部位。

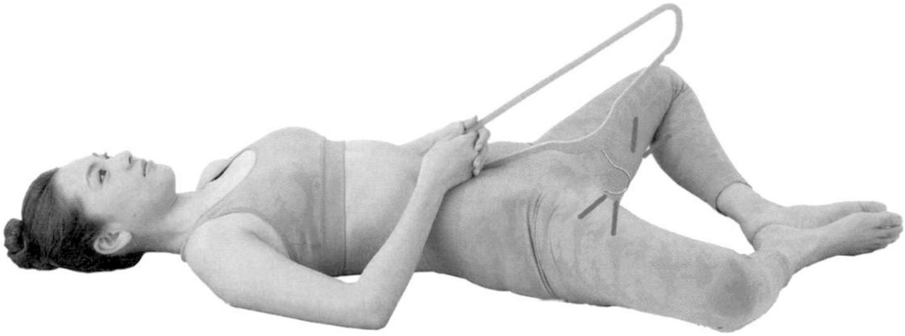

⚠**衣架不要直接碰觸肌膚。要避免使用前端尖銳的掛勾，或是容易轉動的掛勾。**

Q5．標準的次數或秒數做得很吃力。絕對要達到標準才行嗎？

A5．剛開始照著自己的步調就OK。逐步慢慢地增加吧

陰道訓練是肌肉訓練。因此，有人覺得訓練得不夠，也有人覺得很吃力。如果做不到標準的次數或秒數，剛開始就縮減成自己能力所及的次數或秒數進行吧。比起勉強做完該做的次數，持之以恆更為重要。在持續下去的過程中，原本覺得吃力的次數會漸漸變得很輕鬆。在那之後，再逐步慢慢地增加次數或秒數。

Q6．不知道陰道是否順利地緊閉。有什麼能做為標準嗎？

A6．把意識放在陰道上，然後試著與昨天自己的感覺做比較

剛開始誰都不知道是否進行得很順利。不過，每天持之以恆就一定感覺得到變化，所以千萬不要半途而廢！在察覺到變化的時候，會感受到腹部已經往上拉提，或是身體往上延伸的感覺。標準是與昨天進行時的感覺做比較後的差異。如果持續集中意識感覺身體內部的變化，就能漸漸感受到陰道緊閉的感覺。

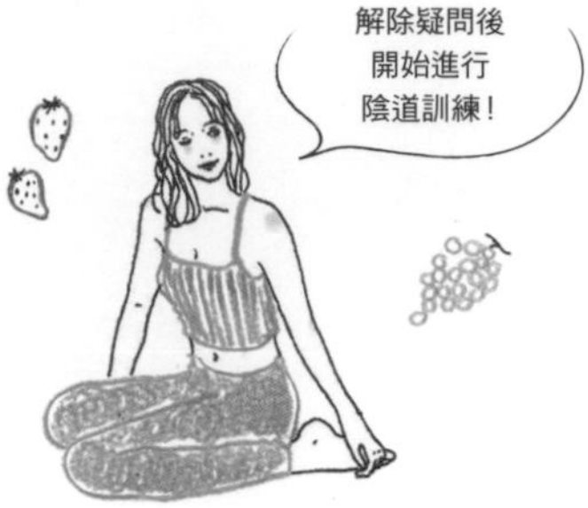
解除疑問後
開始進行
陰道訓練！

Q9・生理期或生產過後也可以進行陰道訓練嗎？

A9・生理期時切忌勉強進行，生產過後需諮詢專家

雖然生理期的時候進行訓練也沒問題，但是如果覺得不舒服，或是覺得有點不太對勁，就不要勉強進行。此外，懷孕期間請不要做訓練。至於生產過後，基本上要間隔3個月以上，即使已經過了3個月，要開始做訓練前一定要諮詢婦產科醫師再進行。

Q10・可以與其他運動或訓練一起並行嗎？

A10・陰道訓練也可以提高其他訓練的效果

熟練陰道呼吸和陰道訓練之後，可以提高其他訓練的效果，所以請務必一起並行。特別是腹肌運動，一邊將陰道往上拉提一邊進行，就能實際感受到腹部不斷凹下去的效果。

Q7・洋裝、內衣或是穿在身上的衣物，為了有益於陰道，有什麼要注意的呢？

A7・陰道訓練與有益於陰道的商品要另當別論。挑選自己喜歡的就OK

沒有特別要注意的地方。陰道訓練與有益於陰道的衣物或保養用品等應分開看待，穿著自己喜歡的衣物就可以了。但是，如果睡覺的時候身上穿著像束腹一樣緊緊束縛的內衣，也有可能會妨礙血液循環。只有在睡覺的時候，請穿著可以放鬆的衣物吧。

Q8・做陰道訓練時腰會痛。該怎麼辦呢？

A8・不要勉強做訓練，請向專家諮詢

如果腰會覺得疼痛，就停止訓練吧。以自己的方式勉強進行的話，有可能會使腰更痛。請向專家諮詢後再進行。

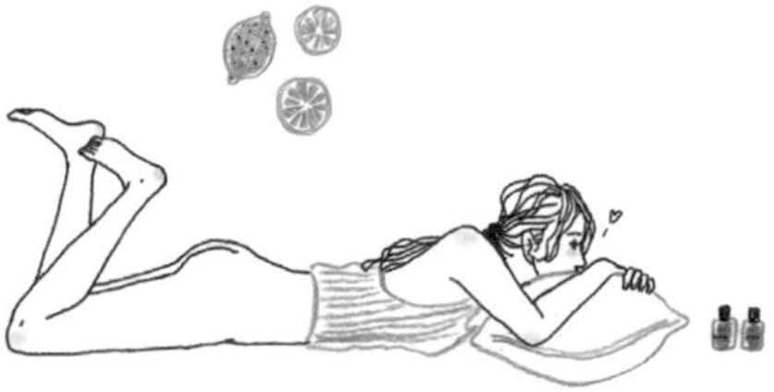

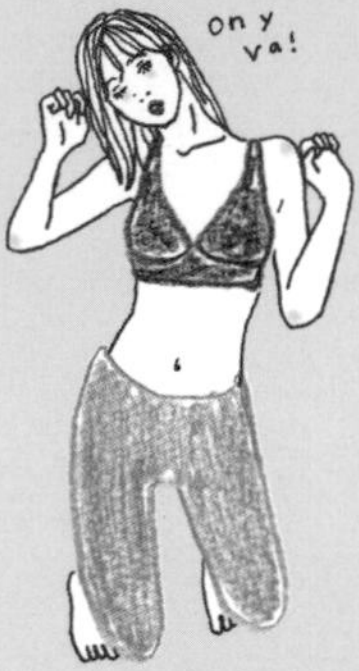

PART
2

短時間腹部凹下去，全身很勻稱

躺下來進行的
基本陰道訓練

進行配合呼吸活動骨盆底肌群（périnée）
的陰道呼吸，同時活動身體，
對於全身的肌肉都能產生效果。
讓躺著就能進行的陰道訓練成為每天的習慣！

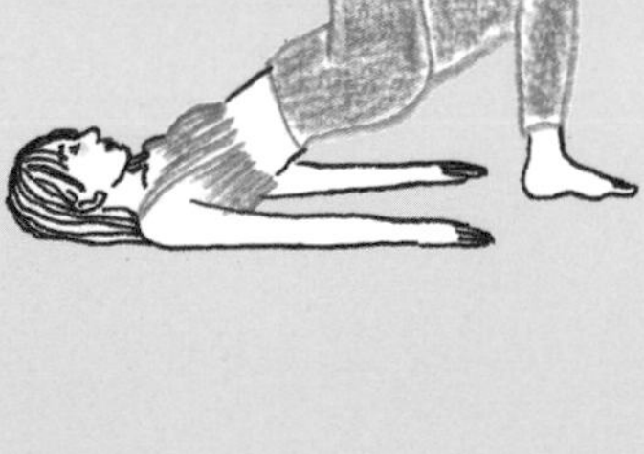

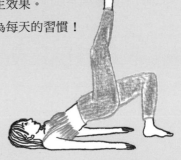

「陰道訓練」是隨同呼吸鍛練整個骨盆底肌群的訓練！

本書中的法式陰道訓練法最大的特點，就是將陰道周圍分成3個部分，各個部分分別隨著呼吸而活動。而且，在進行其他訓練的時候也要意識到這個動作。例如，身體仰躺、立起膝蓋、抬高臀部的訓練。只需追加意識，隨著呼吸收緊陰道，就能使從骨盆內到軀幹的深層肌肉受到的刺激倍增。因此，不只腹部，連臀部和大腿的緊繃狀態也會產生戲劇性的變化。

全部的訓練動作都是以我在法國體驗過、隨同呼吸活動陰道周圍的陰道訓練為基礎，再轉化成日本女性容易了解的表達方式。因為活動陰道周圍的時候，想像著如何運作的畫面也很重要。此外，為了同時能更加使用到深層肌肉，也增加了具有動作的訓練。一邊想像著畫面，一邊隨著呼吸讓身體活動的陰道訓練，是有可能使身材曲線凹凸分明的神奇訓練。

使陰道訓練產生效果的POINT7

1

◇◇◇

從陰道開始呼吸。像挖掘骨盆一樣把氣吐出來！

不論是用嘴巴或鼻子來呼吸都OK。重要的是，要像從陰道推出空氣吐出來一樣地呼吸。吸氣的時候稍微放鬆，相反地，吐氣的時候要像挖掘骨盆一樣往上拉提陰道，把空氣推出來。

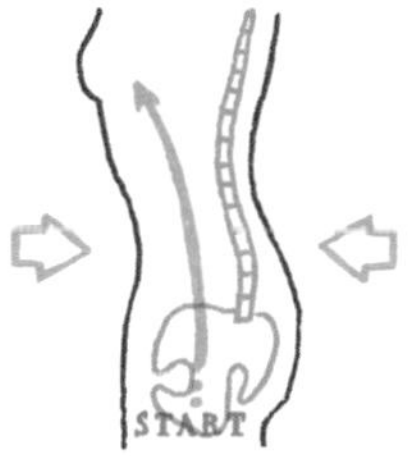

2

◇◇◇

隨時「鎖緊陰道」

所謂「鎖緊陰道」指的是，想像著把陰道從下往上拉提，用鑰匙鎖上關起來的感覺。吐氣的時候要鎖緊陰道，吸氣的時候稍微放鬆。反覆進行這個動作，就能鍛練骨盆底肌群。

想像鎖緊陰道的感覺……

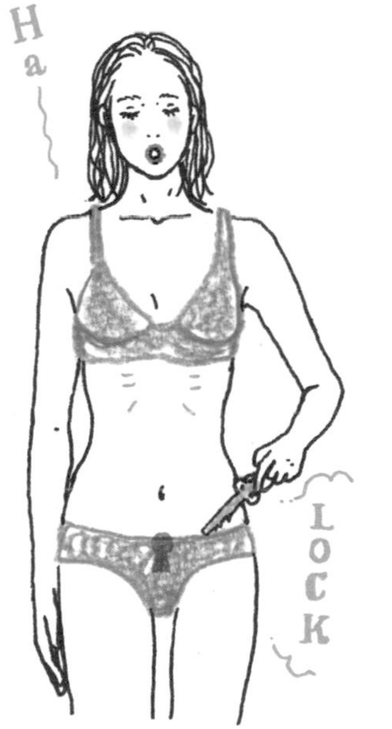

3

○○○

將陰道周圍分成前、中、後3個部分進行訓練

在法國是將陰道周圍分成前（尿道口附近）、中（流出經血的陰道口附近）、後（肛門附近）3個部分進行鍛練。分成3個部分就能重整以複數的肌肉所組成的骨盆底肌群。

4

1天1次進行陰道呼吸＋1分鐘陰道重新設定①～⑨任選一項

如果可以正確地執行陰道呼吸，骨盆內的肌肉就會變得緊繃。然後一邊以1分鐘陰道重新設定刺激軀幹，一邊從內側使腹部緊繃。請1天1次進行陰道呼吸＋1分鐘陰道重新設定9個姿勢中的一項。

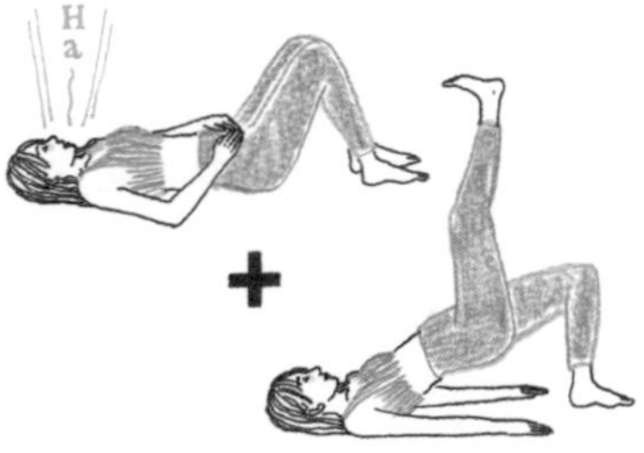

5

運動的時候想像畫面也很重要！

在進行陰道呼吸時，努力想像3個部分活動的方式。訓練陰道的時候，這樣的想像過程非常重要。

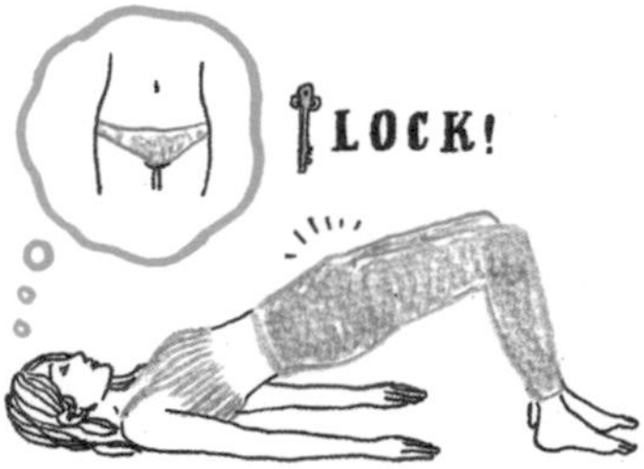

6

細而悠長地吐出氣息

剛開始的時候，呼吸常會變淺。進行陰道呼吸時，請注意細而悠長的呼吸。尤其是將注意力放在悠長地吐氣時，就能使身體釋放掉多餘的力氣，並集中於陰道周圍的細微動作，提高陰道呼吸的效果。

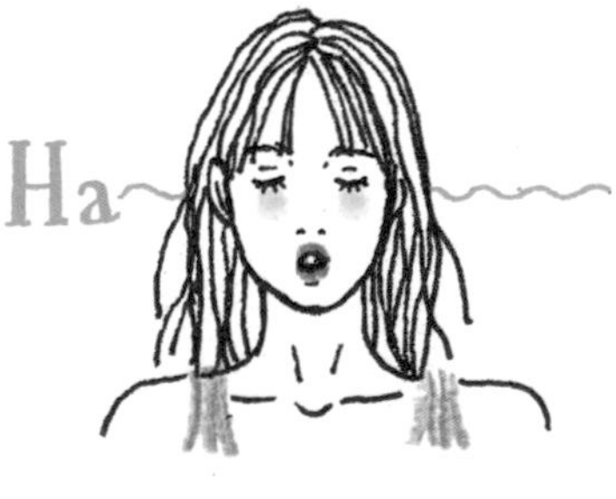

7

若從陰道呼吸到1分鐘陰道重新設定①～⑨整套做完，效果MAX！

如果從陰道呼吸開始繼續進行到1分鐘陰道重新設定①～⑨為止，就成了一套大約25分鐘的訓練課程。漸漸熟練後一路做下去，讓身體充分感受陰道訓練的效果吧！

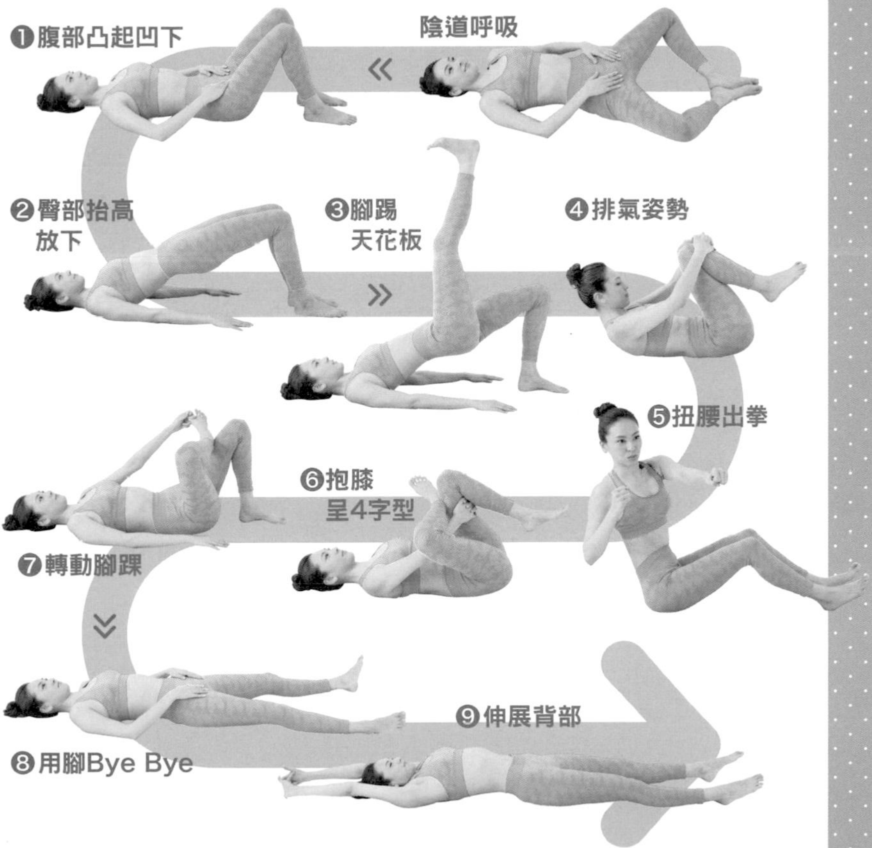

這就是法式

全部「陰道訓練」的基礎
陰道呼吸

除了在進行本章將介紹的9組「1分鐘陰道重新設定」動作時，日常生活中也要抱持著往上拉提陰道的意識進行陰道呼吸。這將會有助於消除凸起的腹部或解決許多的不適症狀。

首先，為了便於意識到陰道的動作，要採取仰躺的姿勢。

把腳打開成「青蛙」的形狀之後，自行深呼吸3次。

接著，一邊吸氣一邊想著要把空氣送到腹部和側腹，將那裡鼓脹得很飽滿，然後緩緩地吐氣，讓腹部扁下去，進行3次腹式呼吸。

掌握呼吸的節奏後，便可將陰道分成3個部分，各個部分都是一邊活動一邊反覆做深呼吸，進行陰道呼吸！

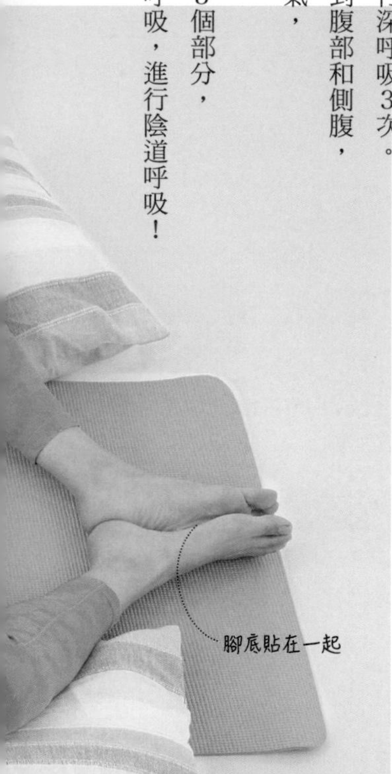
腳底貼在一起

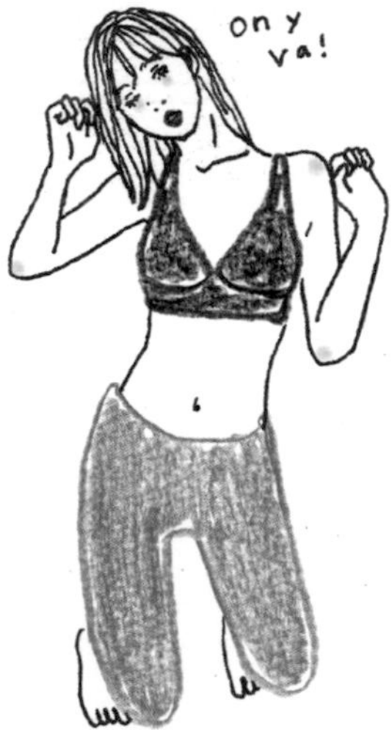
On y va!

Lets Start

1 身體仰躺，張開膝蓋，雙腳擺成「青蛙」的形狀

身體仰躺，立起雙腳膝蓋。然後，張開雙腳膝蓋，讓腳底貼在一起。為了讓腳跟、左膝蓋、右膝蓋、陰道這4個點連接成菱形，把腳打開成「青蛙」的形狀。

2 將陰道周圍分成前、中、後3個部分，一邊注意這些部分一邊呼吸

將陰道周圍分成3個部分，把注意力放在上面。在腦海裡想像著各自細微的活動方式，同時配合呼吸活動陰道周圍。

➡詳情請參照次頁

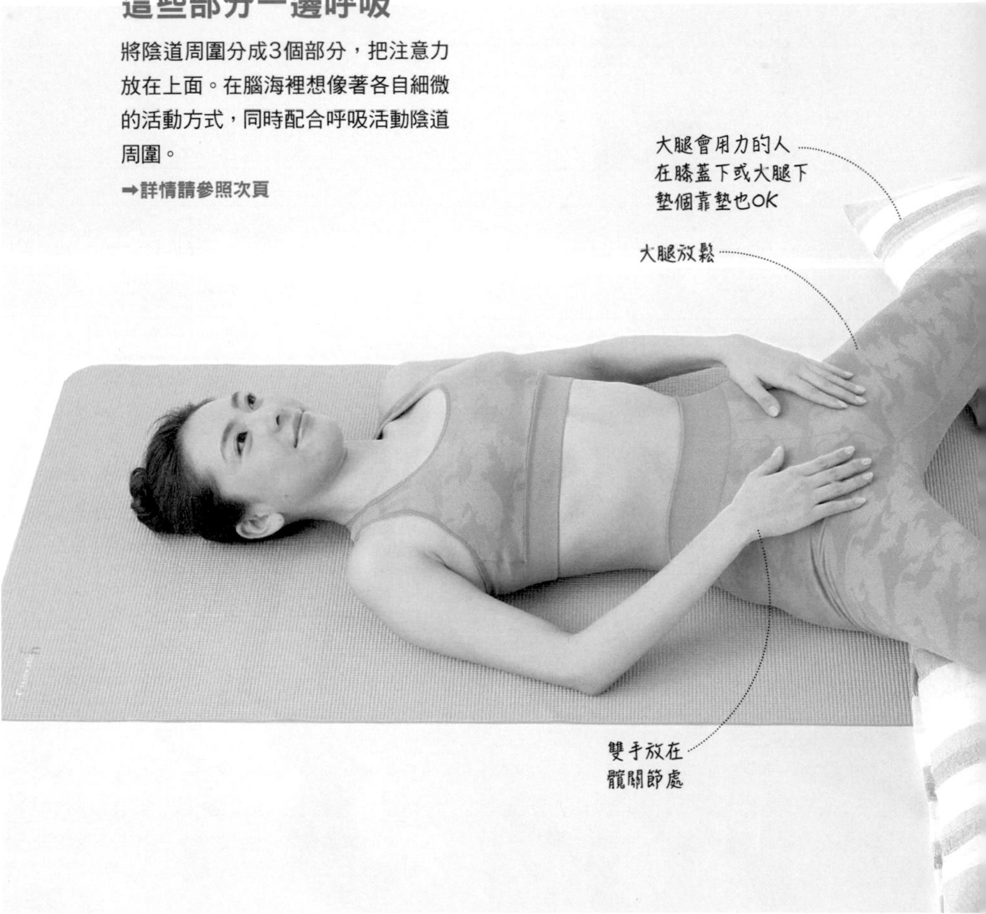
大腿會用力的人
在膝蓋下或大腿下
墊個靠墊也OK
大腿放鬆
雙手放在
髖關節處

將陰道周圍分成後、前、中3個部分
一邊注意這些部分一邊呼吸

1

後

注意這裡

想像著用肛門旋緊寶特瓶蓋的感覺

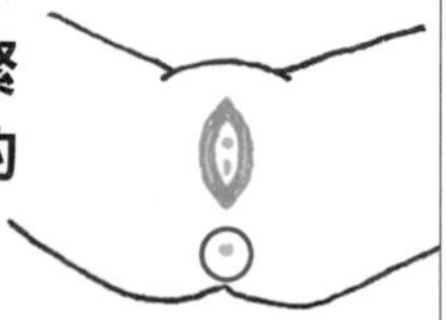

擠壓陰道

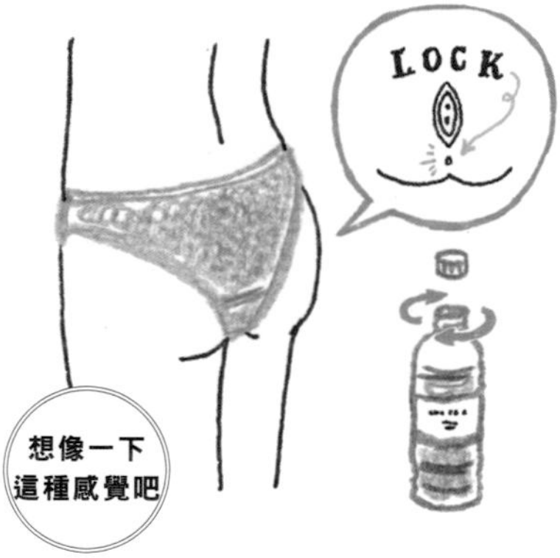

LOCK
想像一下
這種感覺吧

首先把注意力放在陰道的後方，也就是肛門的位置。將肛門當做寶特瓶的瓶蓋，一邊轉動它一邊鎖上，以這種感覺擠壓陰道的後方。吸氣之後，一邊慢慢地吐氣，一邊旋緊瓶蓋吧。

2

前

注意這裡

想像著從尿道口用吸管一直吸水上來的感覺

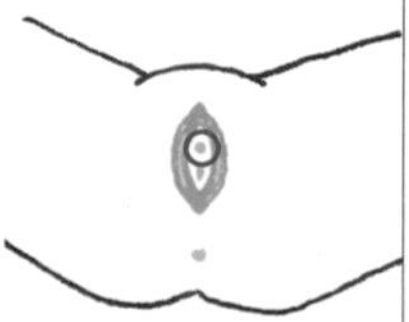

鎖緊陰道

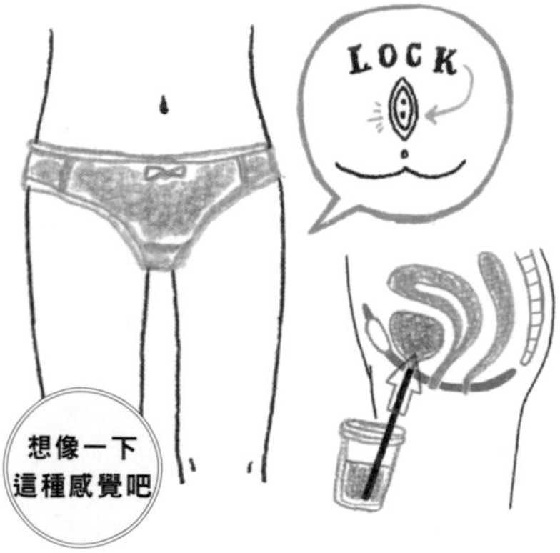

LOCK
想像一下
這種感覺吧

接著把注意力放在陰道的前方，也就是尿道口的位置。想像著在尿道口的地方有根吸管。先吸1次氣，在吐氣的同時由下往上一口氣把水吸上來，以這種狀態鎖緊陰道。

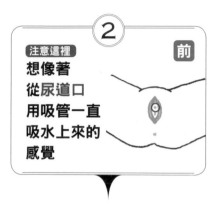

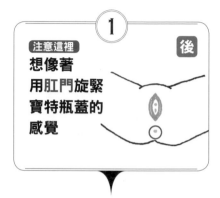

Let's Start

1 首先 從左右兩方 關上電梯門

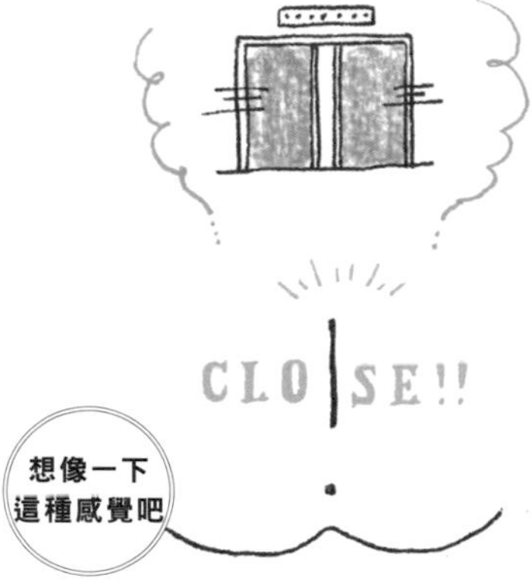

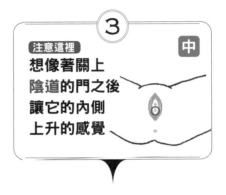

CLO SE!!
想像一下
這種感覺吧

2 從關閉的狀態 讓電梯往上升起

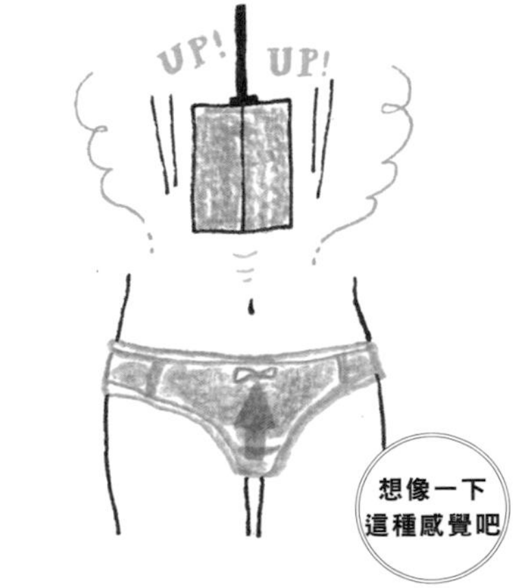

UP! UP!
想像一下
這種感覺吧

③

中

注意這裡

**想像著關上
陰道的門之後
讓它的內側
上升的感覺**

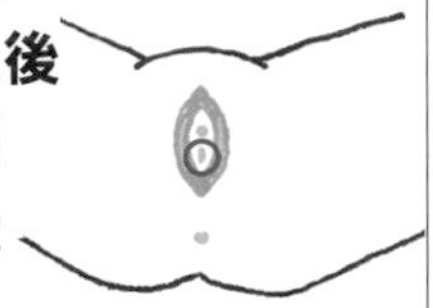

陰道電梯

最後把注意力放在①和②之間，也就是流出經血的地方。首先，把陰道當做是電梯，想像著陰道左右的分界線是電梯門。先大口吸氣，吐氣的同時就像要把陰道左右兩邊的門往中央靠近一樣，將關門、開門的動作確實進行好幾次。接著想像著關上電梯門的電梯的感覺，關閉陰道，一邊吐氣一邊讓電梯朝著身體的中心往上升起。

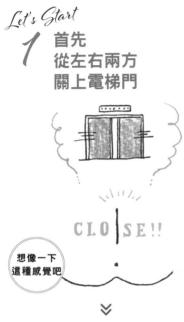

1分鐘陰道重新設定❶

打造扁平的小腹 腹部凸起凹下

一邊做陰道呼吸，一邊活動腹部，
鍛練使腹部緊繃的深層肌肉。
不僅能刺激到胃腸等內臟，
便秘和腹部發冷等不適症狀也獲得改善！

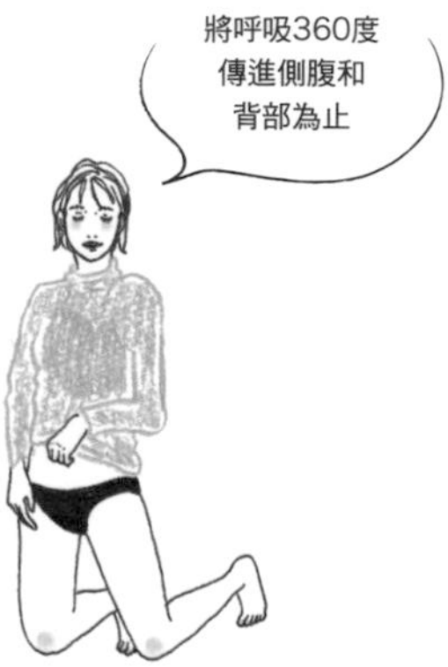
將呼吸360度
傳進側腹和
背部為止

Let's Start

1 身體仰躺，立起膝蓋，將呼吸傳進整個腹部

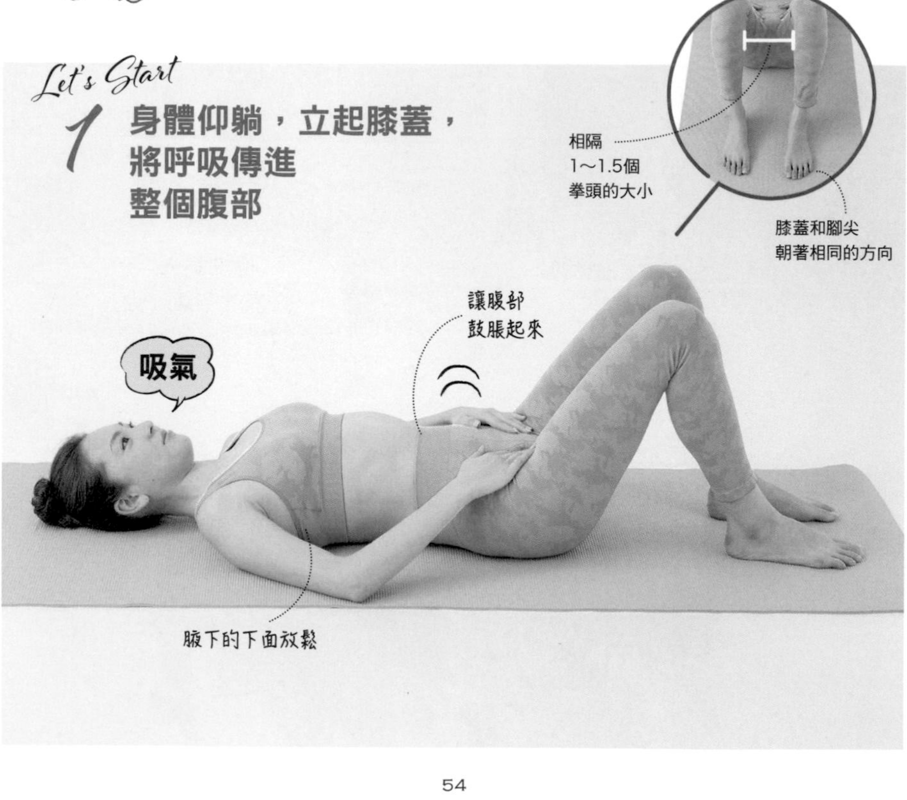
相隔
1～1.5個
拳頭的大小
膝蓋和腳尖
朝著相同的方向
讓腹部
鼓脹起來
吸氣
腋下的下面放鬆

2 吐氣之後讓小腹凹下去變得扁平

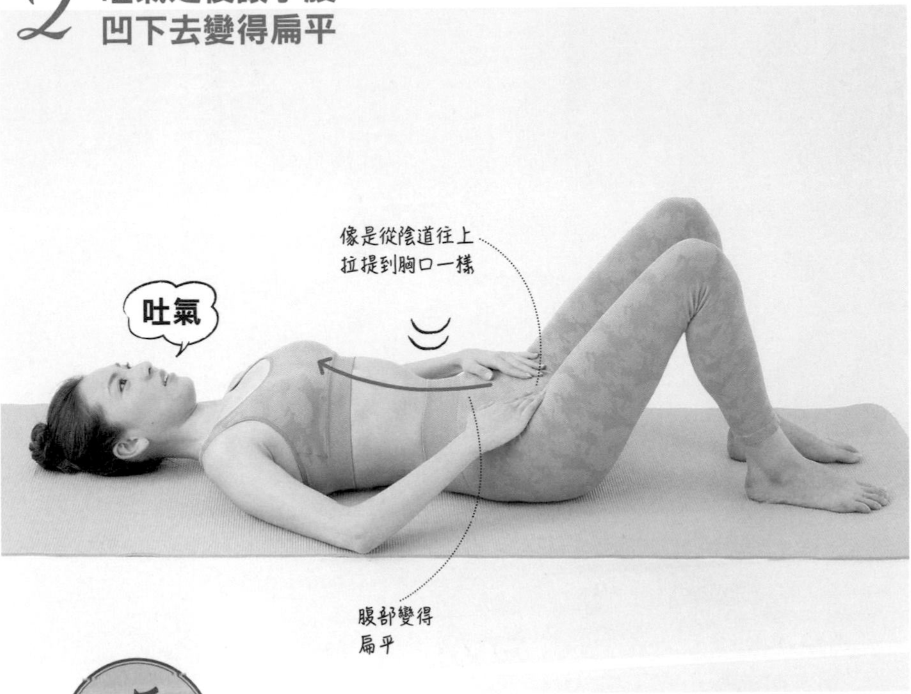
像是從陰道往上
拉提到胸口一樣
吐氣
腹部變得
扁平

以5次為標準

陰道訓練的訣竅

腹部吸入大量的空氣，從陰道朝上方吐氣

吐氣的時候，一邊將陰道從下方往上拉提，一邊像是挖掘骨盆一樣，從下方慢慢地讓腹部變得扁平，吐出氣來。想像著把下垂的內臟往上拉提到正確的位置，以這樣的感覺來進行！

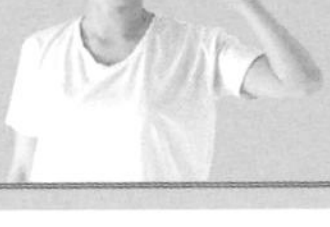

1分鐘陰道重新設定②

打造纖細的大腿&蜜桃臀
臀部抬高放下

把平常生活中很少用到的大腿內側和臀部變得緊實吧！

抬起腰部，讓它高過於胸部，就能運用重力從陰道將內臟往上拉提，同時提升臀部。

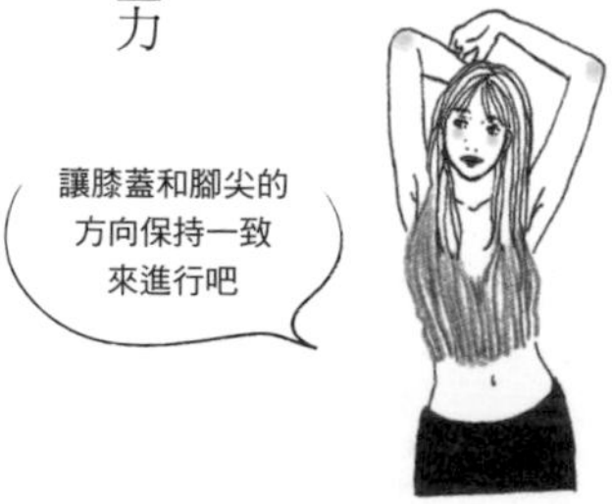
讓膝蓋和腳尖的
方向保持一致
來進行吧

Let's Start 1 身體仰躺，立起膝蓋

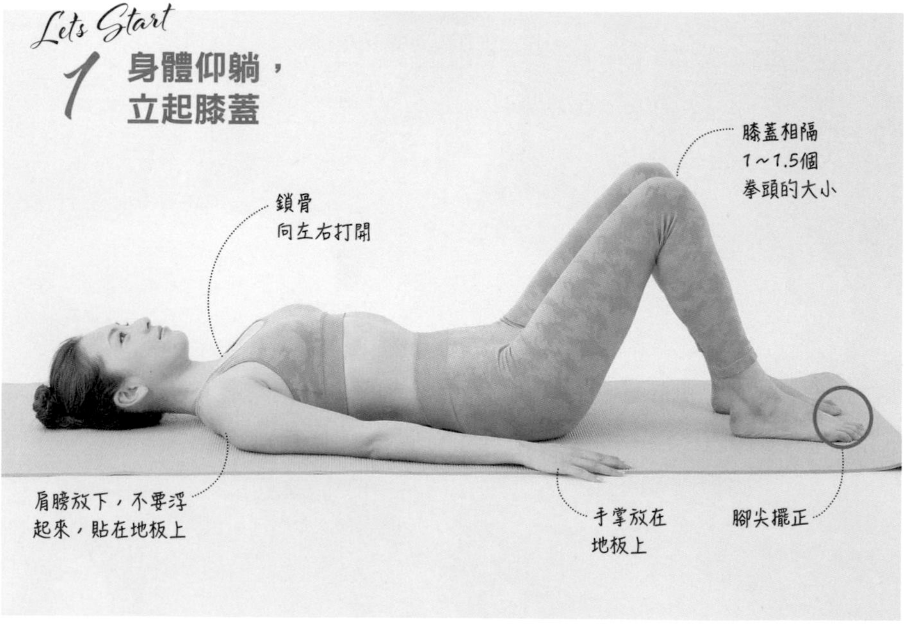
膝蓋相隔
1～1.5個
拳頭的大小
鎖骨
向左右打開
肩膀放下，不要浮
起來，貼在地板上
手掌放在
地板上
腳尖擺正

2 一邊往上拉提陰道 一邊抬高臀部

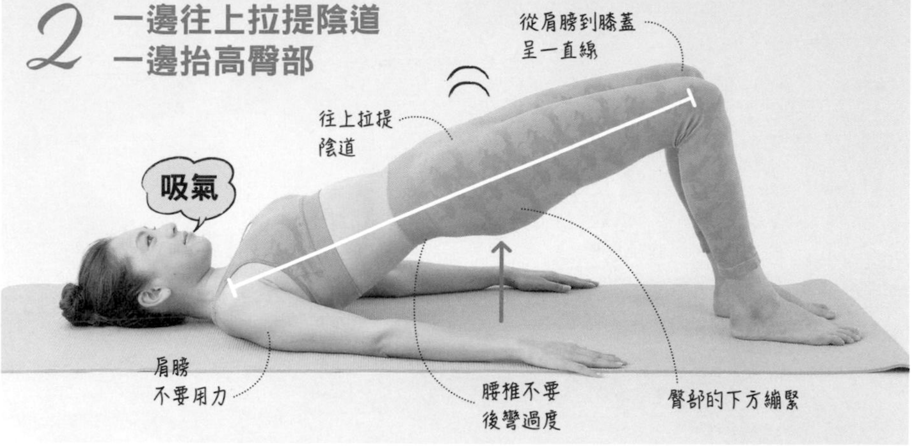
從肩膀到膝蓋
呈一直線
往上拉提
陰道
吸氣
肩膀
不要用力
腰椎不要
後彎過度
臀部的下方繃緊

3 慢慢地 把臀部放到地板上

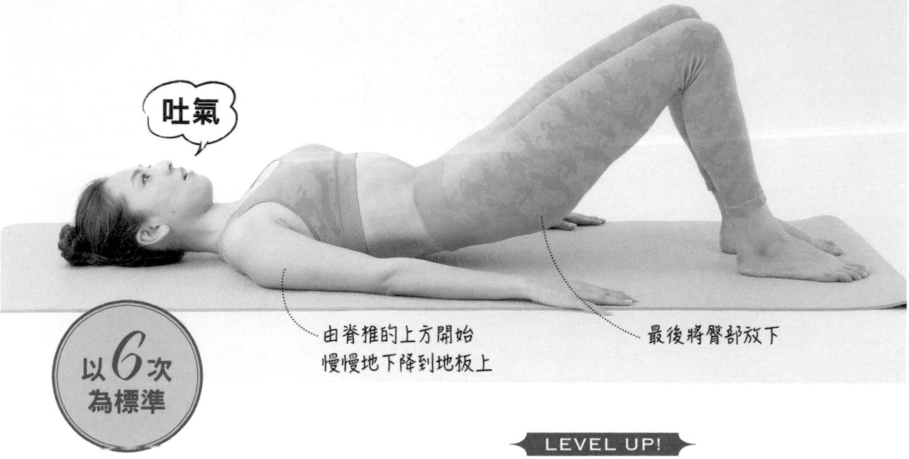
吐氣
由脊椎的上方開始
慢慢地下降到地板上
最後將臀部放下

以6次為標準

LEVEL UP!

以膝蓋夾住面紙盒的狀態 抬起、放下臀部

漸漸熟練基本動作後，試著在膝蓋之間夾住面紙盒。為了避免面紙盒掉下來，大腿和陰道要施力才能活動，效果會更顯著。

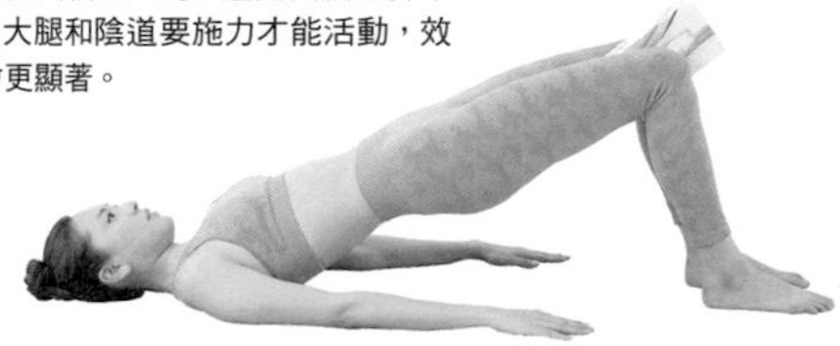

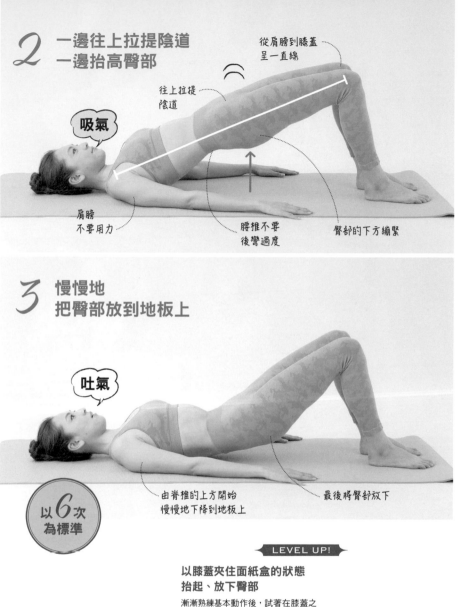

Let's Start

1 右腳往上抬，腳底朝向天花板

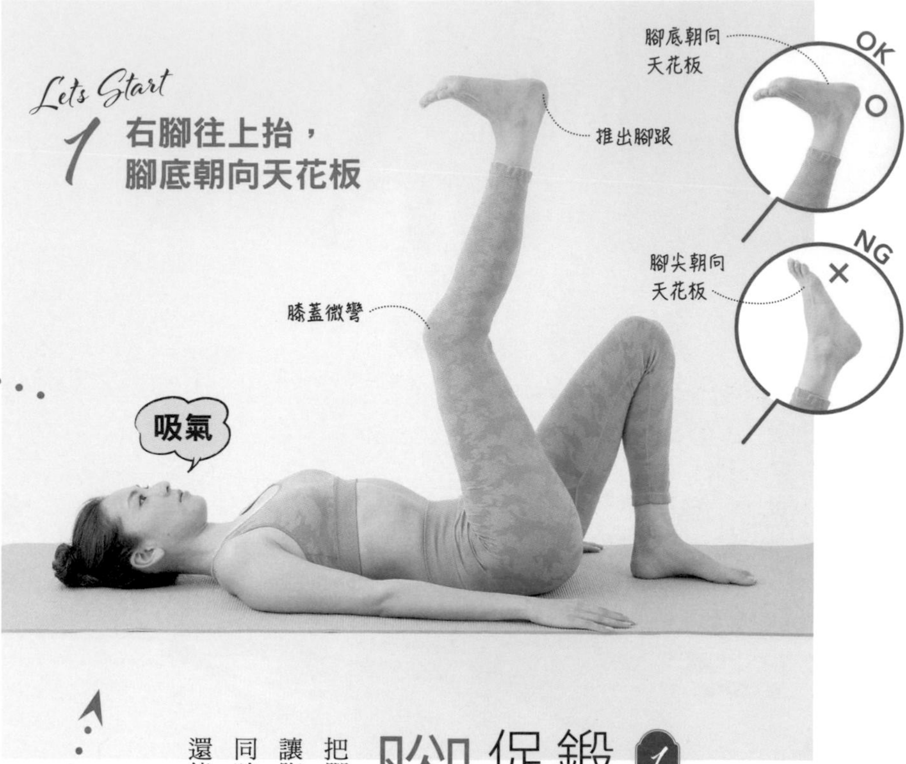

1分鐘陰道重新設定③

腳踢天花板

鍛練大腿後側 促進代謝

把腳和臀部往上抬的時候，讓腹部保持凹下去的狀態！同時鍛練腹部和大腿，一直到背部，還能加速代謝，所以非常適合用來瘦身。

陰道訓練的訣竅

利用陰道的力量把身體往上拉

不是使用貼在地板上的手臂和腿的力量，而是使用以陰道為中心的腹部深層肌肉的力量，以像是把身體筆直往上抬起來的感覺進行。重點在於同時要以腳底用力地踢向天花板。

2 臀部往上抬高，把腳踢向天花板！

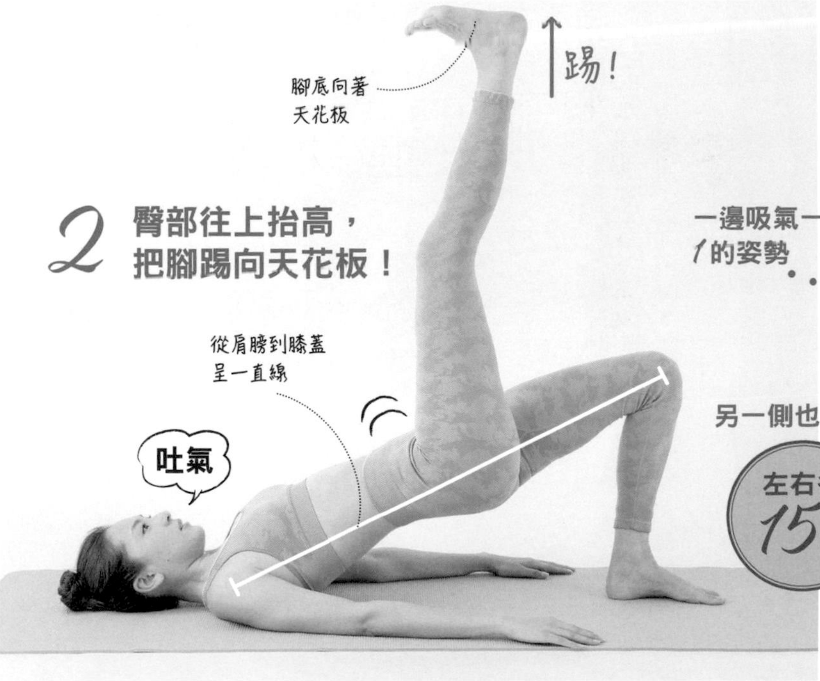

腳底向著天花板
踢！
從肩膀到膝蓋呈一直線
吐氣

一邊吸氣一邊回到1的姿勢

另一側也做1、2

左右各15次

1分鐘陰道重新設定④

促進腸道健康
排氣姿勢

一邊從陰道拉提小腹一邊進行吐氣的腹式呼吸，把存積在腸道中的廢氣排泄出去。做深呼吸，使副交感神經運作之後，能消除身心的疲倦，進入放鬆的模式。

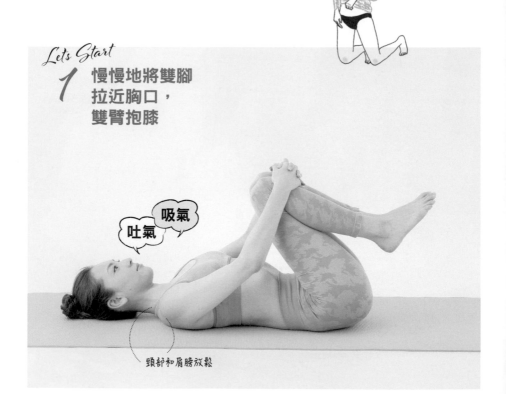

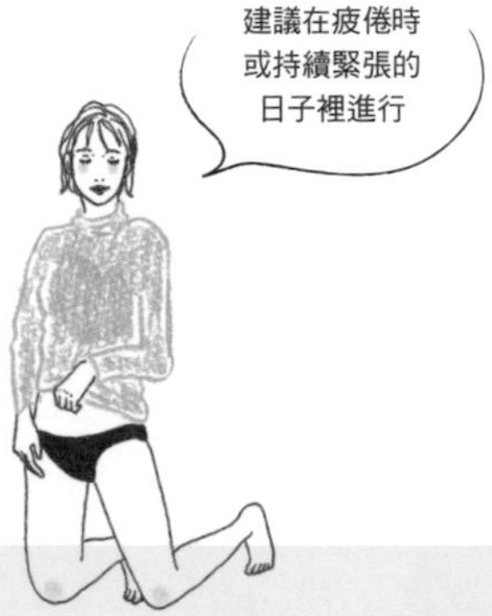

建議在疲倦時
或持續緊張的
日子裡進行

Lets Start

1 慢慢地將雙腳拉近胸口，雙臂抱膝

吸氣

頸部和肩膀放鬆

2 把頭抬起來 讓膝蓋靠近額頭

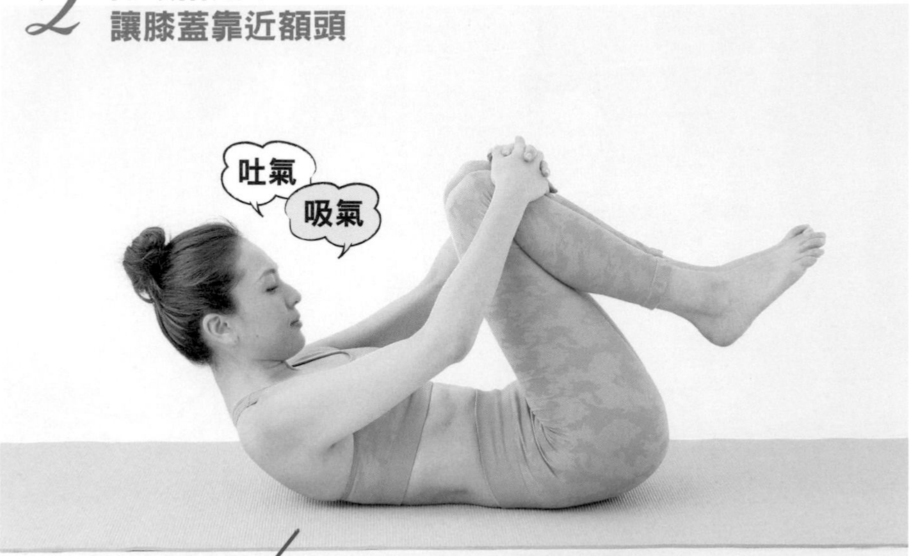
吐氣
吸氣

⚠頭部不舒服的人不要抬起頭部

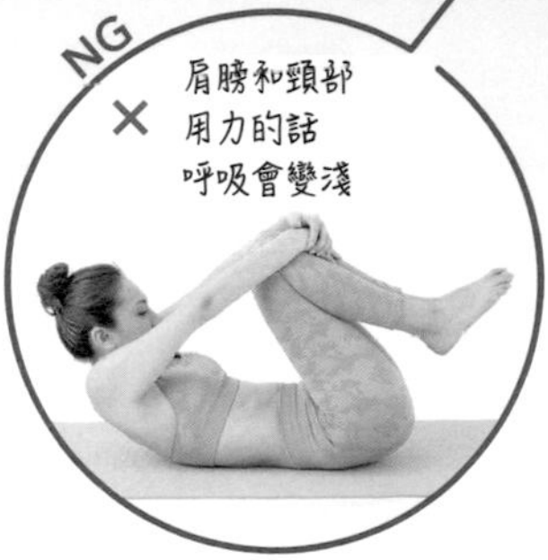
NG
×
肩膀和頸部
用力的話
呼吸會變淺

1、2以
1分鐘
為標準

陰道訓練的訣竅

將呼吸傳送至腹部和陰道

抱住膝蓋拉近胸口之後，吐氣鎖緊陰道使腹部扁下去，然後吸氣稍微放鬆。接著把頭抬起來之後也重複這個呼吸方式，刺激腹部的上部，成為簡單又有效率的腸道健康運動。

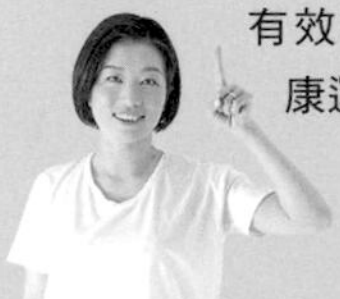

1分鐘陰道重新設定⑤

打造纖細的腰部 扭腰出拳

確實地繃緊陰道周圍的骨盆底肌群，往上拉提到胸口，使腹部凹下去。然後扭轉身體朝左右出拳，打造纖細的腰部吧。背部不要弓起來的話，就能保持鎖緊陰道。

Let's Start

1 由體育坐姿放倒身體，手肘彎曲

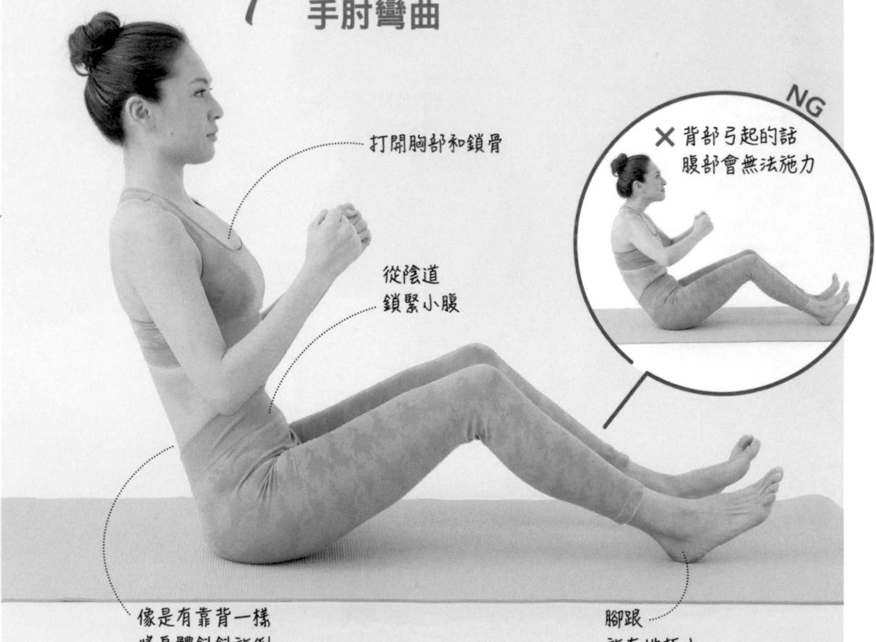
將身體斜斜放倒
放在地板上

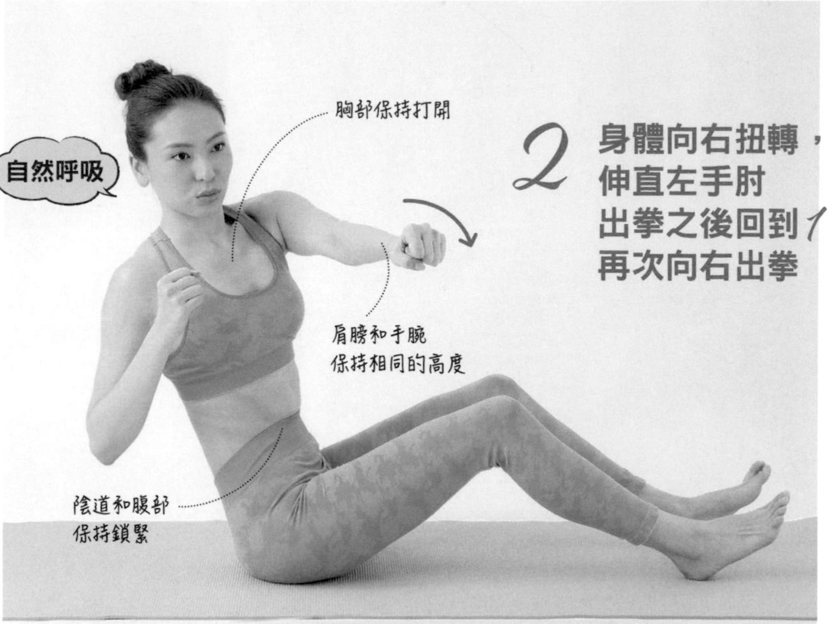
自然呼吸
胸部保持打開
肩膀和手腕
保持相同的高度
陰道和腹部
保持鎖緊

2 **身體向右扭轉，伸直左手肘出拳之後回到1，再次向右出拳**

另一側也進行1、2

左右各20次

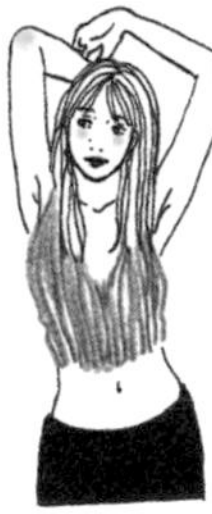
充分感受
活動到
左右的側腹！

1分鐘陰道重新設定❻

改善骨盆周圍發冷

抱膝呈4字型

一直坐著不動的生活意外造成臀部酸痛。
藉著伸展臀部，
可以促進髖關節和陰道周圍的血液循環，
也變得容易擺脫因為身體冰冷而殘留的脂肪。

Lets Start

1 身體仰躺，立起膝蓋，將右腳放在左大腿上面

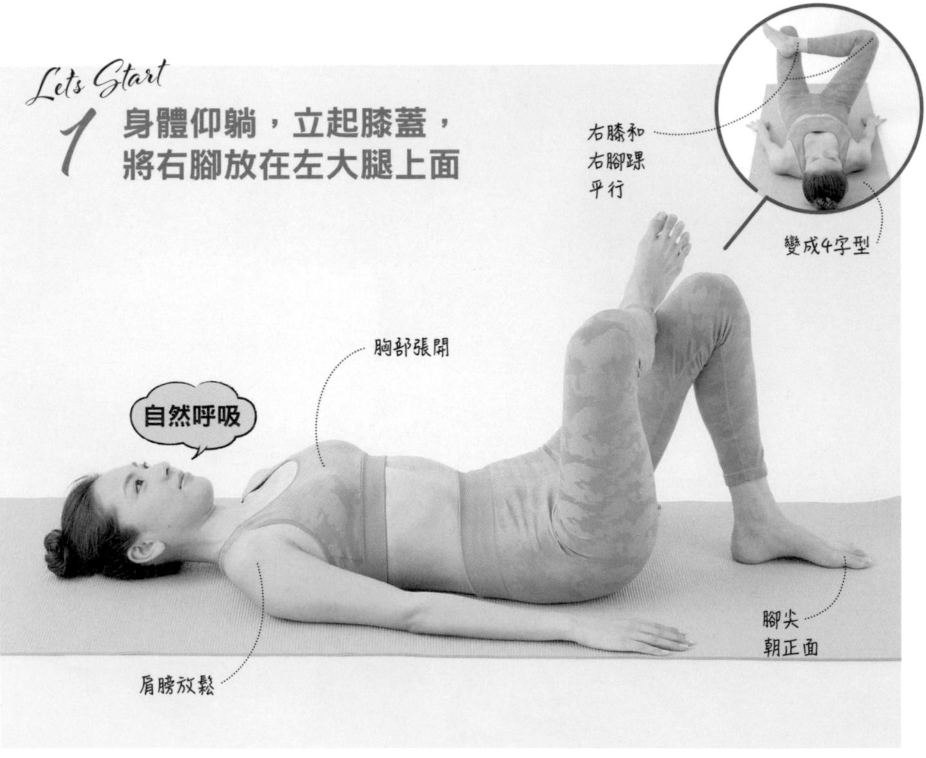

右膝和
右腳踝
平行
變成4字型
胸部張開
自然呼吸
肩膀放鬆
腳尖
朝正面

2 兩手抱住左大腿的後方，往胸部拉近

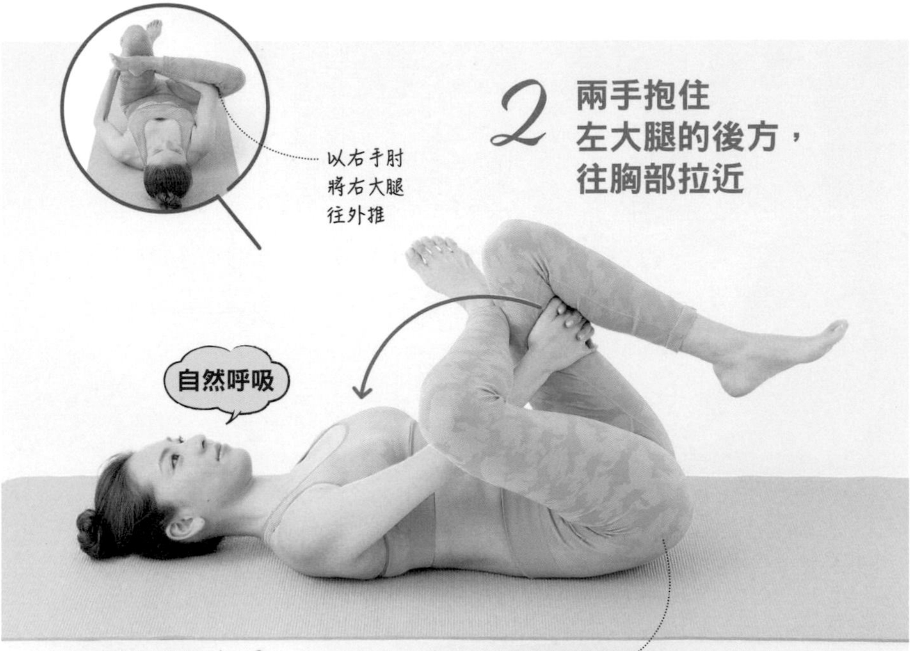
以右手肘
將右大腿
往外推
自然呼吸
伸展右邊的
臀部

另一側也進行1、2

左右各30秒

陰道訓練的訣竅

將大腿往外推 促進骨盆內的血液循環

用雙手拉近大腿，同時向外張開的膝蓋那側，以手肘將大腿內側往外側推，使臀部維持有舒服疼痛感的狀態。可以促進下半身的血液循環，使腹部和臀部變得暖暖的。此外，伸展臀部對於改善腰痛也有很大的功效！

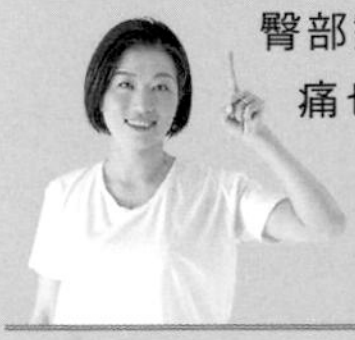

放鬆關節排出毒素
轉動腳踝

腳踝牽涉到髖關節和骨盆。
因此，紓解腳踝的阻塞
就能輕易地矯正骨盆和髖關節歪斜。
更有助於正確地將陰道往上拉提！

Let's Start

1 將右腳放在左大腿的上面，抓住拇趾轉動腳踝

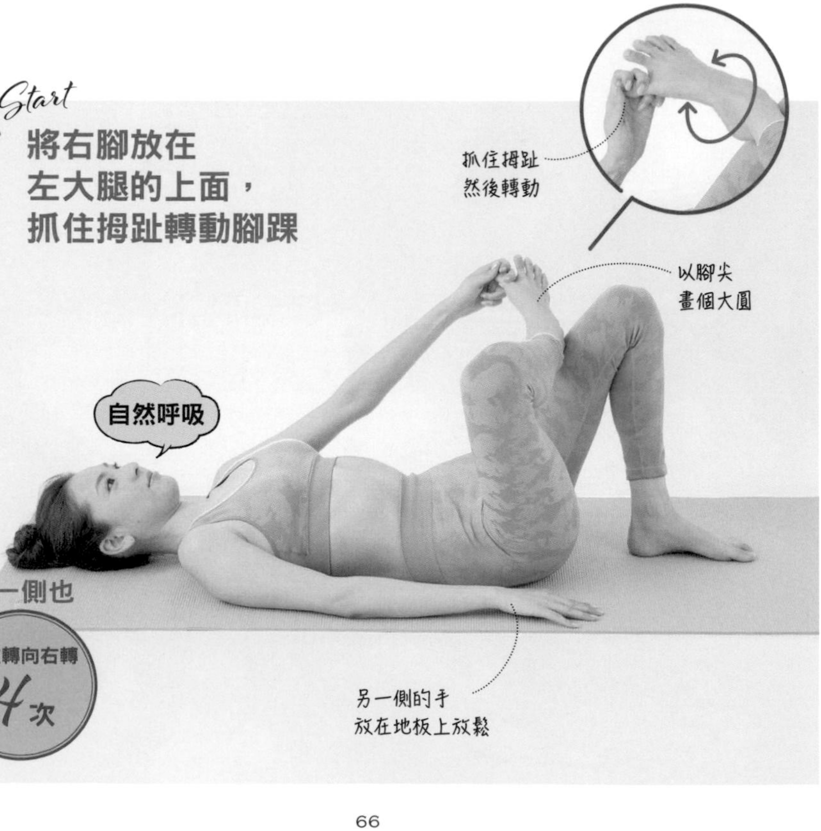
抓住拇趾
然後轉動
以腳尖
畫個大圓
自然呼吸
另一側的手
放在地板上放鬆

另一側也

向左轉向右轉 4次

1 身體仰躺，雙腳像揮手道別一樣朝內、外擺動

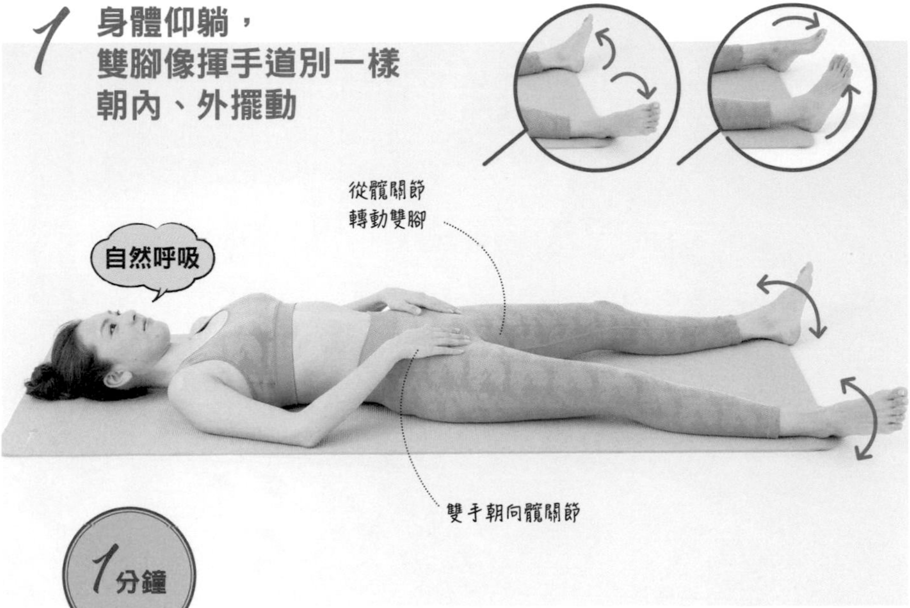

1分鐘

1分鐘陰道重新設定⑧

放鬆小腿肚 用腳Bye Bye

促進拉提得愈來愈高的陰道周圍的血液循環。像揮手道別一樣將腳尖朝向內、外大幅度擺動，放鬆整條腿和髖關節。緊繃的整條腿變得鬆軟，也消除了浮腫的症狀。

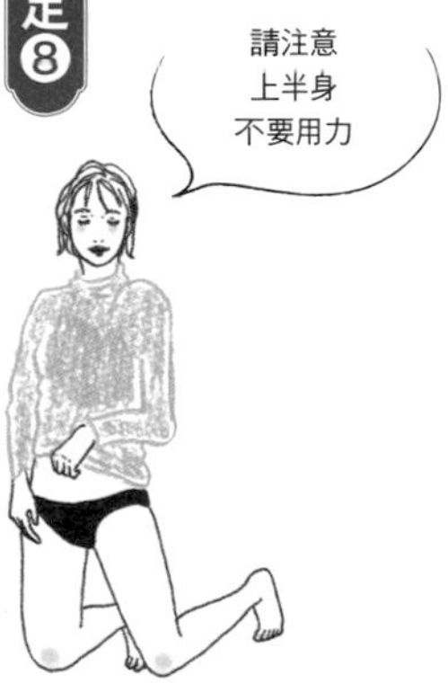

1分鐘陰道重新設定⑨

調整自律神經 伸展背部

自律神經的平衡一旦瓦解，身心方面會引起各種不適的症狀。

在1分鐘陰道重新設定的最後要伸展背部，從陰道周圍解除心理和身體的僵硬！

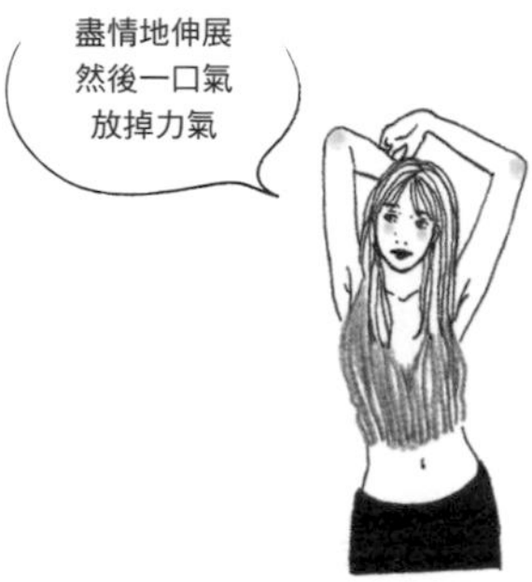

盡情地伸展
然後一口氣
放掉力氣

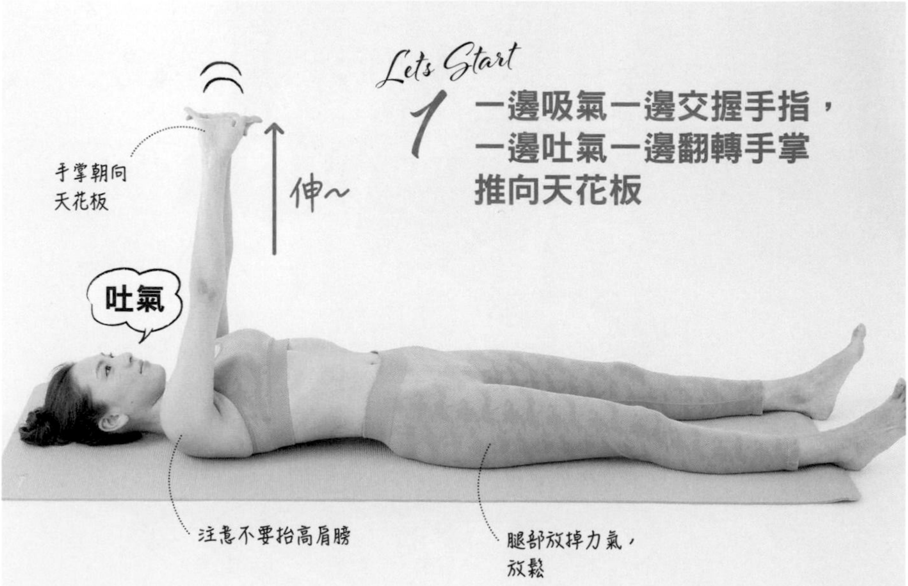

手掌朝向
天花板
伸~
吐氣
注意不要抬高肩膀
腿部放掉力氣，
放鬆

Lets Start

1 一邊吸氣一邊交握手指，一邊吐氣一邊翻轉手掌推向天花板

2 手腳像是互相拉伸般朝上下伸展身體

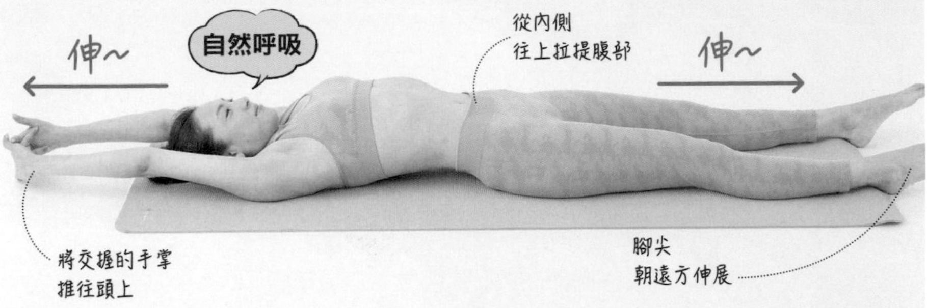

伸~
自然呼吸
從內側
往上拉提腹部
伸~
將交握的手掌
推往頭上
腳尖
朝遠方伸展

3 一邊吐氣 一邊瞬間放掉力氣

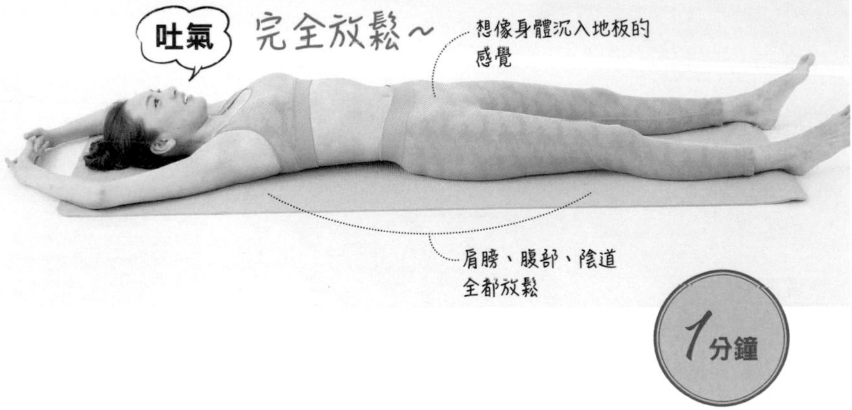

吐氣
完全放鬆~
想像身體沉入地板的
感覺
肩膀、腹部、陰道
全都放鬆

1分鐘

COLUMN

陰道訓練是終極的同步訓練

類型別 陰道訓練 24H選單

掌握以P50的陰道呼吸活動陰道的感覺後，同步進行陰道訓練。在熟練之前也許很難理解，或者有些吃力，但是每天持之以恆的話，身體一定會有改變！

文書工作的A女

以陰道訓練坐姿 好好地 矯正姿勢

保持將陰道往上拉提的動作，坐在椅子上。駝背等不良的姿勢會造成陰道周圍鬆弛。只需將意識集中在陰道，就能恢復端正的姿勢！

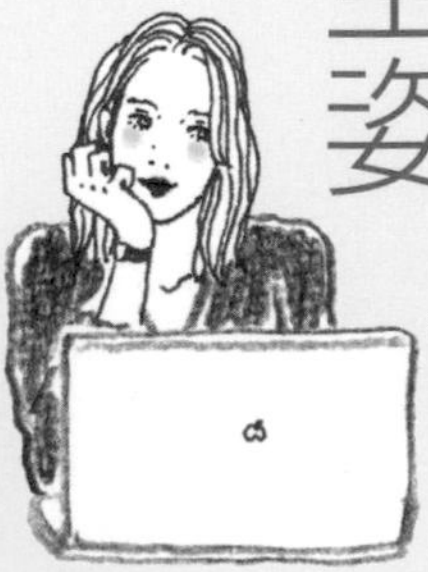

在辦公室中幾乎一整天都坐著不動緊盯電腦。為凸出的小腹感到煩惱。

1天的行事曆

7:00	起床
8:00	上班 ➡**打電腦時進行陰道訓練**（P74）
9:00	開始工作 ➡30分鐘做1次 **陰道訓練坐姿**（P71）
12:00	午餐
13:00	下午會議　**陰道訓練坐姿**
18:30	下班
20:00	晚餐
21:00	洗澡 ➡**陰道訓練站姿**（P73）
22:00	**基本陰道訓練**（P45～）
23:00	就寢

學會陰道訓練坐姿吧！

坐在電腦前，坐在電車裡，坐在接待室的椅子上，坐著的時候經常保持著往上拉提陰道的狀態吧。背脊伸直，就成了不易疲累的姿勢。

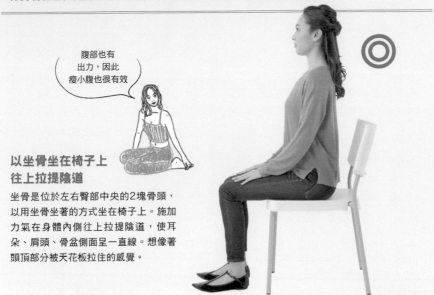

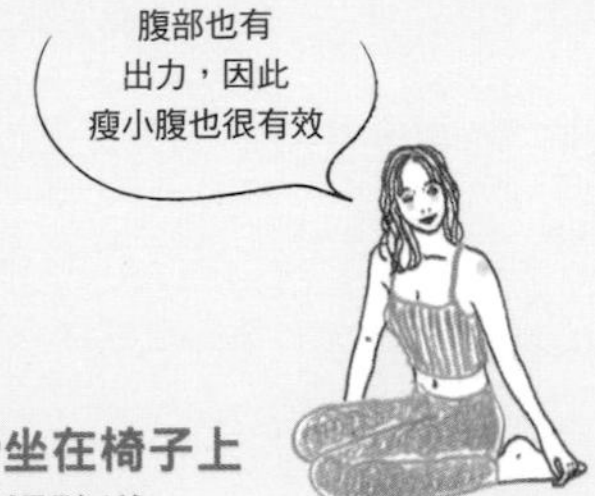
腹部也有
出力，因此
瘦小腹也很有效

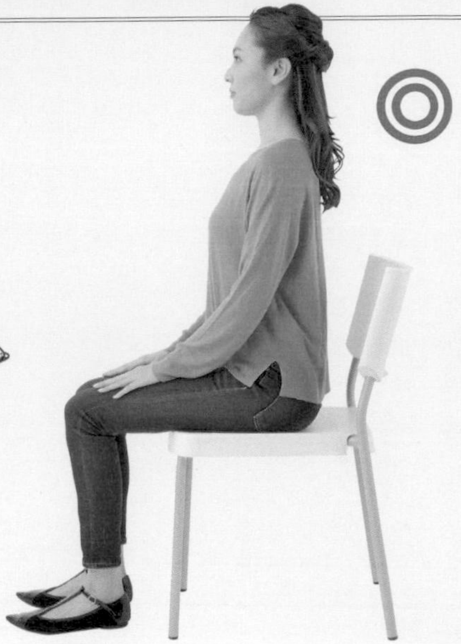
◎

以坐骨坐在椅子上往上拉提陰道

坐骨是位於左右臀部中央的2塊骨頭，以用坐骨坐著的方式坐在椅子上。施加力氣在身體內側往上拉提陰道，使耳朵、肩頭、骨盆側面呈一直線。想像著頭頂部分被天花板拉住的感覺。

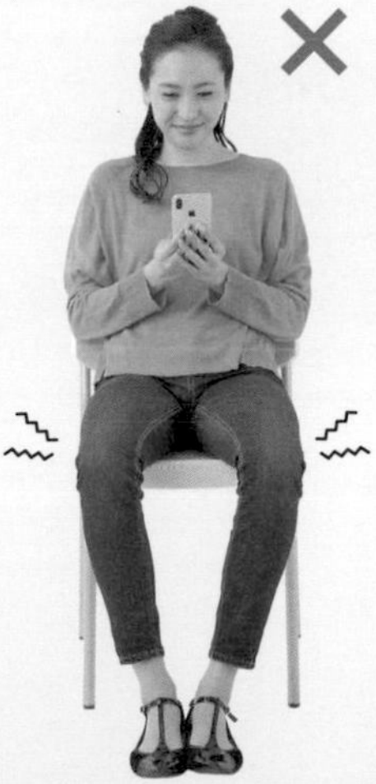
×

大腿內側肌肉衰弱的人，常會張開膝蓋。意識到陰道訓練坐姿的話，也會把意識放在大腿內側，而將膝蓋合起來。

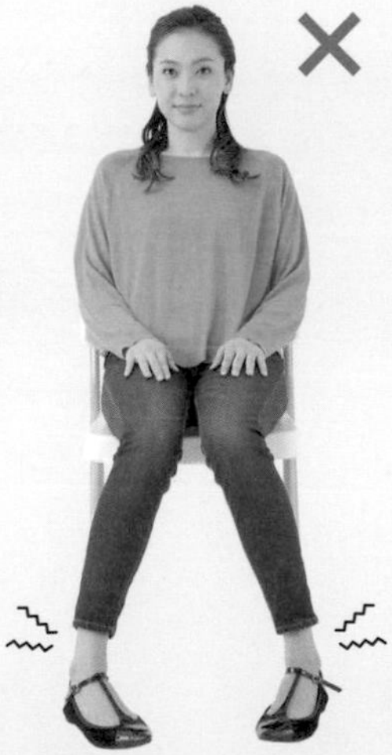
×

即使兩膝併攏，腳尖會比腳跟更朝向內側的姿勢也NG。因為骨盆不是直立的狀態，陰道無法用力。

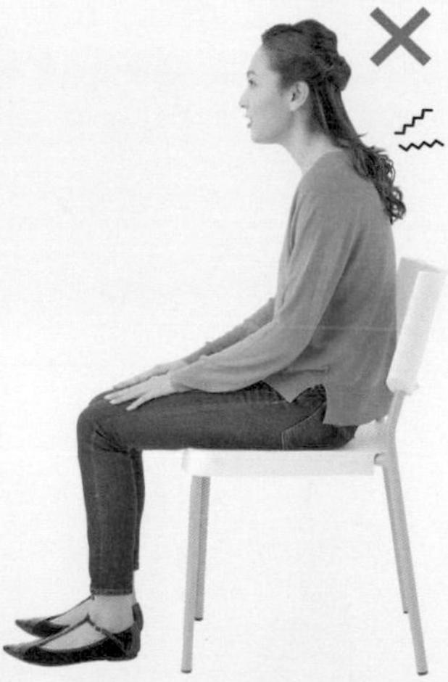
×

背部弓起，肩膀往前捲，下巴向前突出的姿勢是引起身體不適的典型姿勢。陰道也是鬆弛的，腹部虛弱無力。

營業忙碌的職場媽媽B女

徹底改變每天的走路方式

工作和育兒兩頭忙的職場媽媽，
將平常的動作全都納入陰道訓練。
以鎖緊陰道走路法移動至營業地點就太完美了！

1天的行事曆

5:30	起床
6:00	幫小孩做便當
8:00	以**鎖緊陰道走路法** 送小孩上幼兒園
9:00	上班
13:00	前往營業地點 移動時使用**鎖緊陰道走路法**
14:00	上下樓梯也是如此 走路時鎖緊陰道
18:00	去幼兒園接小孩
19:00	準備晚餐之後，吃晚餐
21:00	哄小孩睡覺
22:30	做完家事後洗澡 **➡洗東西時進行陰道訓練** （P76）
24:00	**陰道放鬆伸展操** （P92～）後，就寢

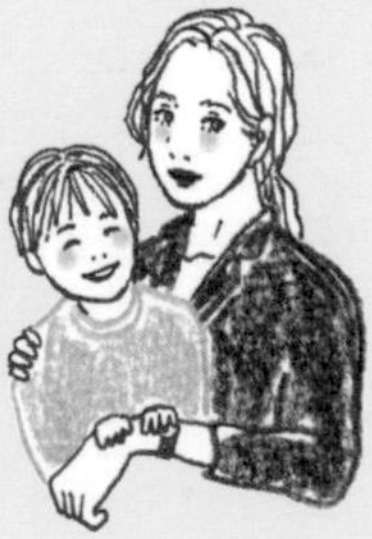

將小孩寄放在幼兒園之後直接前往工作地點。沒有照顧自己的時間，每天都很忙碌的職場媽媽。

鎖緊陰道走路法

不只是走路而已，鎖緊陰道走路法是要像上了鎖般緊閉陰道後往上拉提，頭頂部分則像被天花板拉緊一樣地走路。稍微邁開大步走路吧。

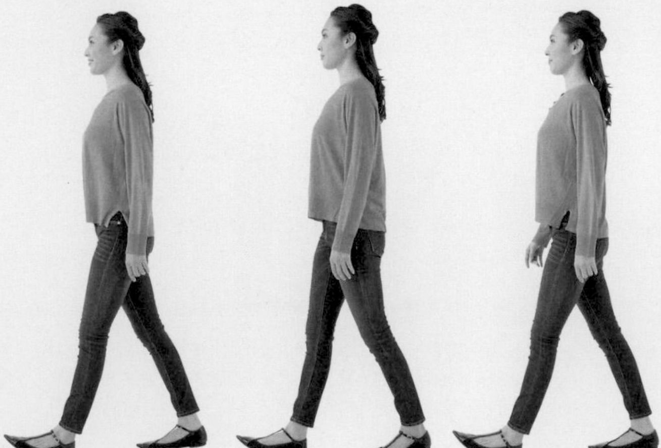

將陰道往上拉提，就這樣一步步往前邁進

伸直背脊站立，緊閉陰道之後向上拉提。保持這樣的狀態，直接把體重從腳跟往腳尖移動，同時邁出一大步往前走。

生活所需在半徑1km內約50歲的主婦C女

一邊做家事 一邊進行 陰道訓練站姿

在家中或站或坐，勤快地勞動身體做家事。站立的時候採用陰道訓練站姿，走路的時候採用鎖緊陰道走路法，將陰道訓練融入生活！

1天的行事曆

7:00	起床
8:00	一邊準備早餐一邊採用**陰道訓練站姿**
10:00	一邊打掃、洗衣服一邊採用**陰道訓練站姿**
12:00	與當媽媽的朋友共進午餐 採用**陰道訓練坐姿**（P71）
13:00	前往料理教室
16:00	購物時採用**鎖緊陰道走路法**（P72）
19:00	晚餐
20:00	一邊看電視一邊採用**陰道訓練坐姿**
21:00	洗澡
22:00	**基本的陰道訓練**（P45～）
23:00	**陰道放鬆伸展操**（P92～）一邊做一邊就寢

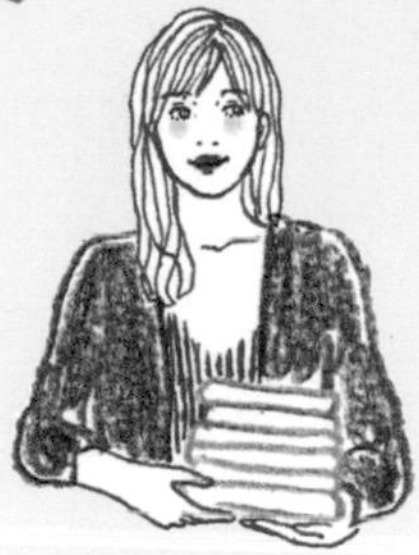

喜歡待在家裡的室內派。外出的話大概是去附近的超市。確實感覺到慢性的運動不足。

熟練陰道訓練站姿

駝背或腰椎後彎的姿勢會使陰道周圍鬆弛，腹部的肌肉也無法施力。
抱持著將陰道向上拉提的意識站立，就會形成正確的站姿！

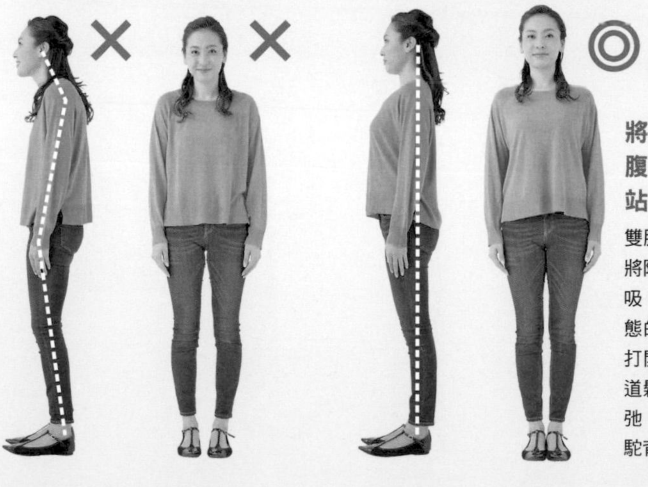

將陰道往上拉提，腹部用力之後站立

雙腳併攏，挺直站立。以將陰道往上拉提的方式呼吸，有意識地維持這種狀態的話，腹部就能施力，打開胸部。另一方面，陰道鬆弛的話，腹部就會鬆弛，變成肩膀向前突出的駝背姿勢。

日常生活是訓練的機會

場合別同步陰道訓練

只要把意識放在陰道，
不論身在何處
都能開始進行陰道訓練。
除了這裡介紹的姿勢，
進行「陰道呼吸」也很有效果！

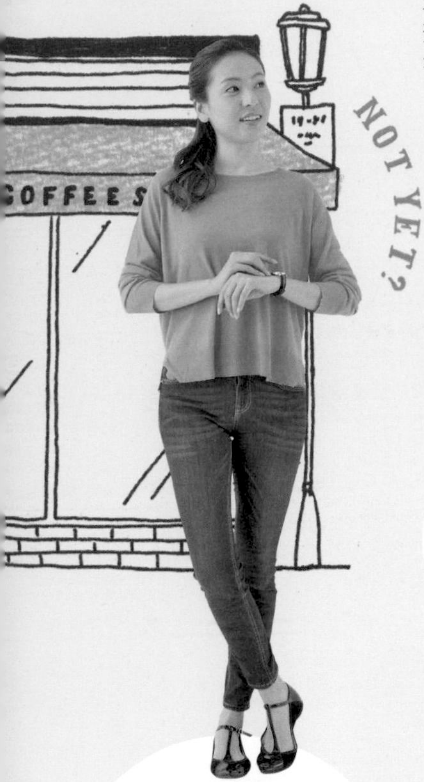

邊打電腦邊做訓練

在辦公室，除了一邊打電腦一邊做訓練之外，也隨時採用P71的陰道訓練坐姿。以將陰道往上拉提的方式坐著，姿勢也會變得優美，可說是一舉兩得。

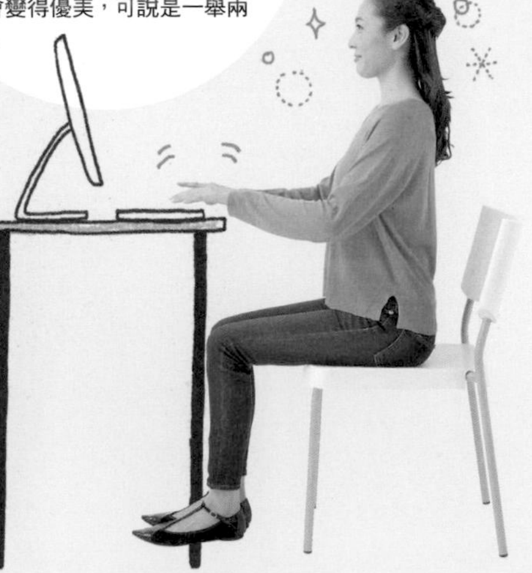

等候碰面的時候

約好碰面的對方還沒來的時候，保持P84的單腳平衡站姿。如果是穿著長褲，盡可能將膝蓋往外打開以維持平衡。

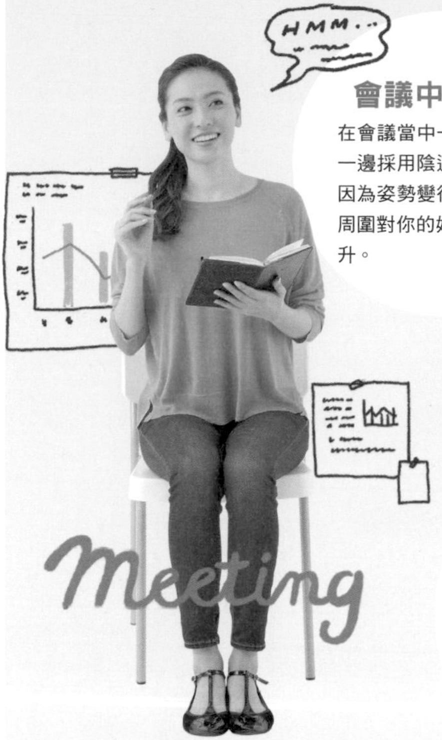

會議中也可以

在會議當中一邊寫筆記，一邊採用陰道訓練坐姿。因為姿勢變得優美，所以周圍對你的好感度也會提升。

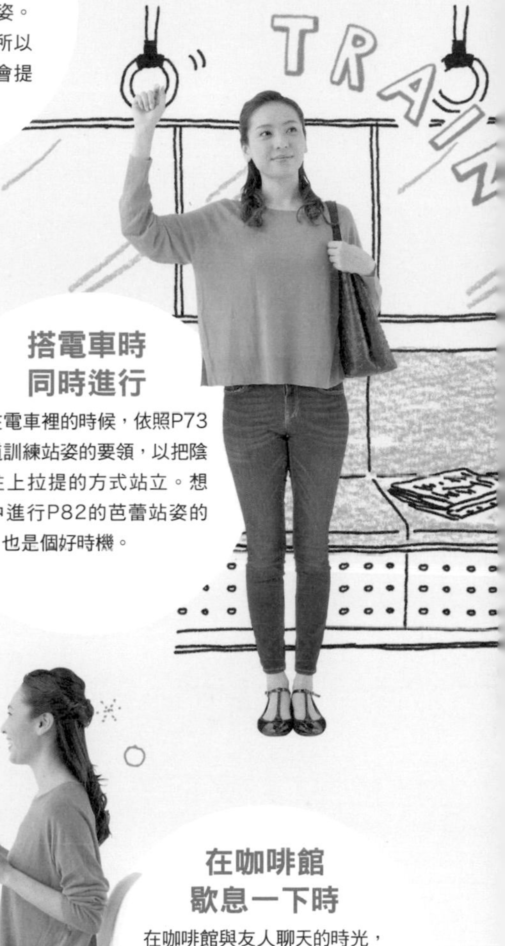

搭電車時同時進行

站在電車裡的時候，依照P73陰道訓練站姿的要領，以把陰道往上拉提的方式站立。想暗中進行P82的芭蕾站姿的話，也是個好時機。

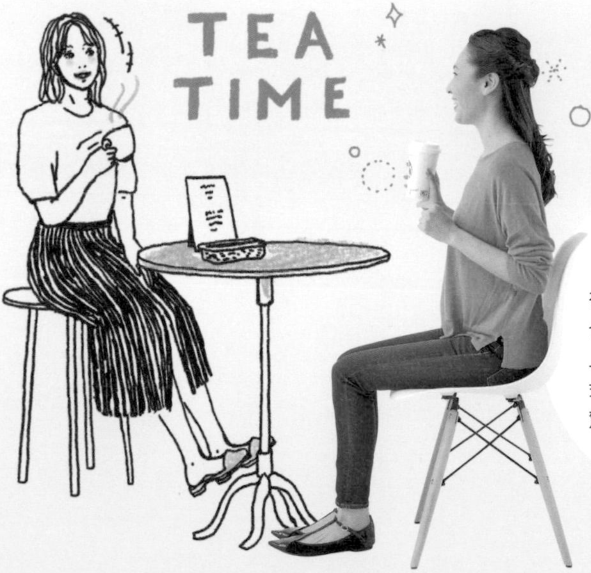

在咖啡館歇息一下時

在咖啡館與友人聊天的時光，也別忘了要把意識放在陰道上。以把陰道往上拉提的方式坐在座位上，當個連友人也驚嘆不已的美姿美人!

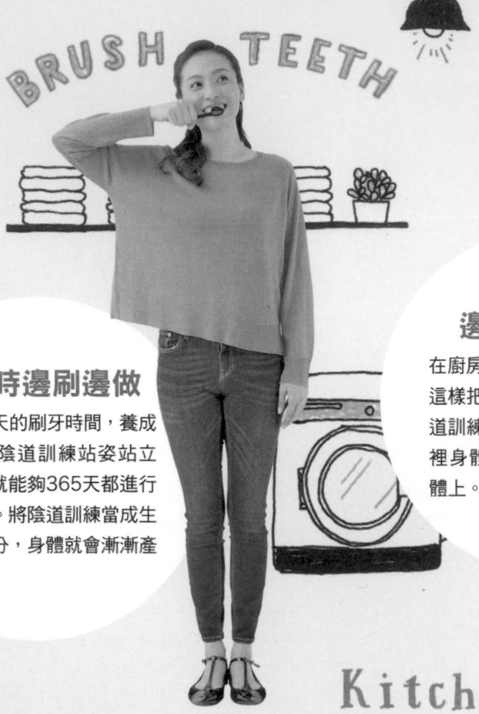

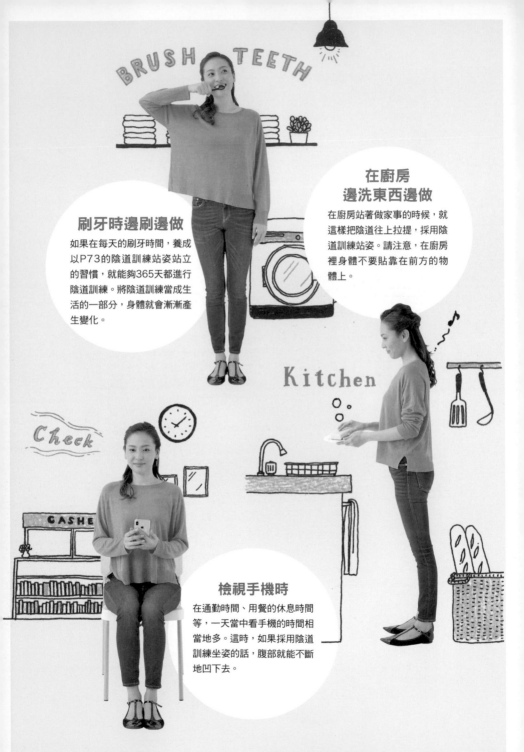

刷牙時邊刷邊做

如果在每天的刷牙時間，養成以P73的陰道訓練站姿站立的習慣，就能夠365天都進行陰道訓練。將陰道訓練當成生活的一部分，身體就會漸漸產生變化。

在廚房
邊洗東西邊做

在廚房站著做家事的時候，就這樣把陰道往上拉提，採用陰道訓練站姿。請注意，在廚房裡身體不要貼靠在前方的物體上。

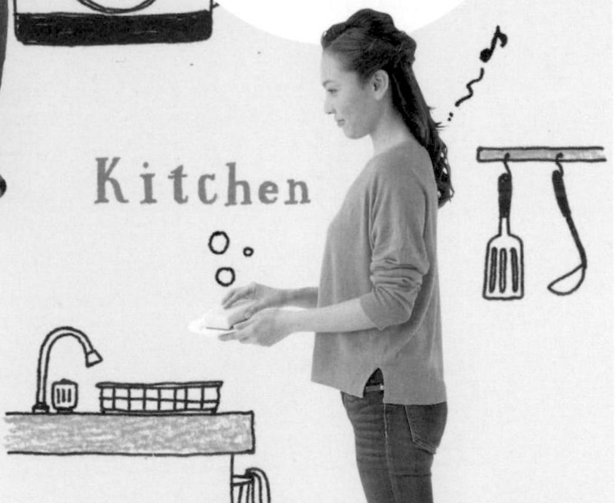

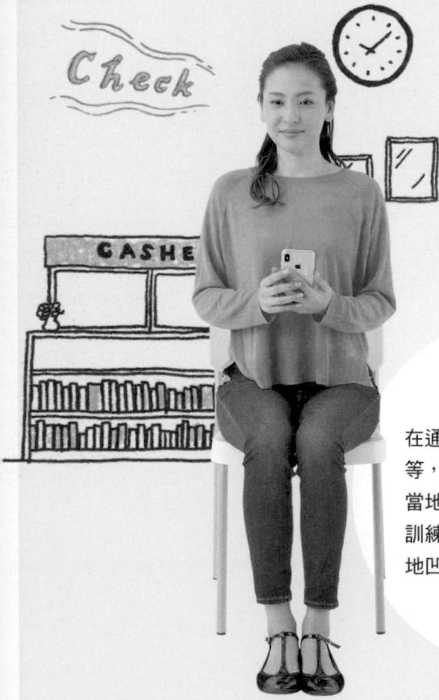

檢視手機時

在通勤時間、用餐的休息時間等，一天當中看手機的時間相當地多。這時，如果採用陰道訓練坐姿的話，腹部就能不斷地凹下去。

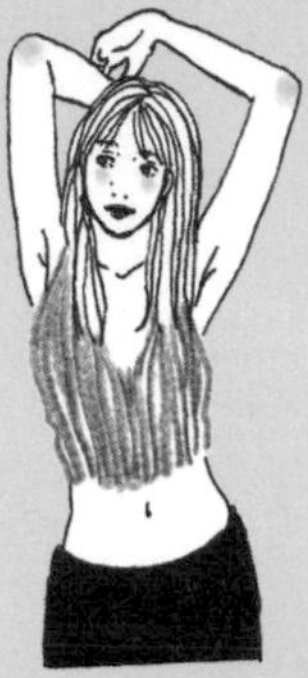

PART
3

利用空檔花1分鐘

站著就能直接做！

1個姿勢就能做的陰道訓練

除了躺下來進行的陰道訓練，

還要介紹可以刺激骨盆底肌群的陰道訓練。

或站或坐，只需要採取1個姿勢。

活用空檔的時間，現在就開始吧。

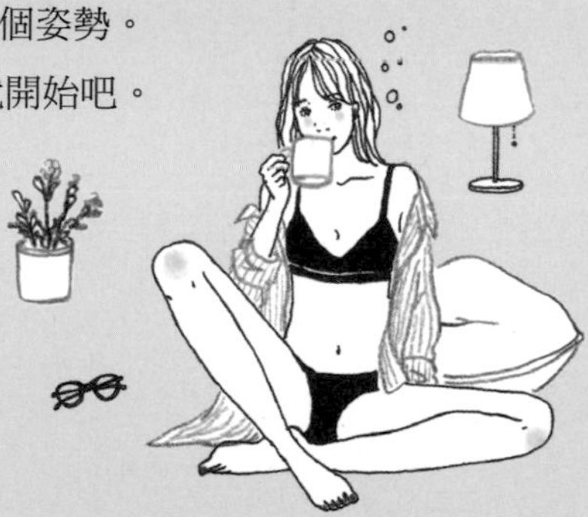

1個姿勢就能做的陰道訓練❶

將陰道用力往上拉提 微內八的站姿

將腳底不斷往下壓，
並同時從陰道將腹部往上拉提的話，
腳心就會往上提高，完成基本姿勢。
馬上來試試意識到陰道的姿勢。

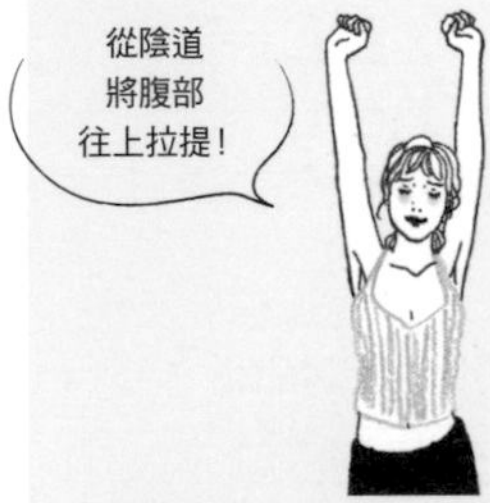

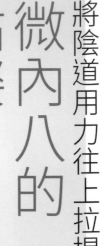

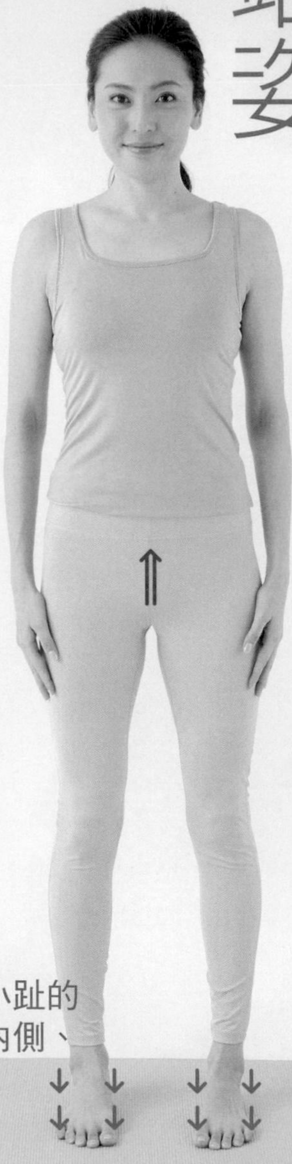

How to exercise

1
雙腳打開
與腰同寬站立

2
均等施力於
拇趾的根部、小趾的
根部、腳跟的內側、
外側這4個點上

何時須注意
一直都要

Point 1

站立時，左右腳的食趾和中趾之間與腳跟的連線應平行

為了使腳的食趾和中趾之間與腳跟中心的連線左右平行，調整雙腳使方向一致吧。

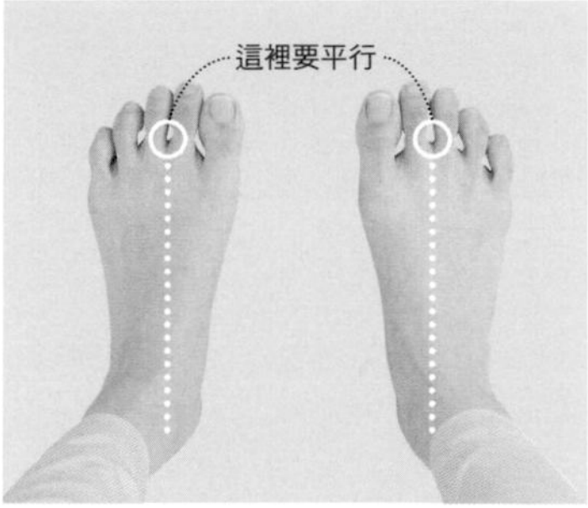

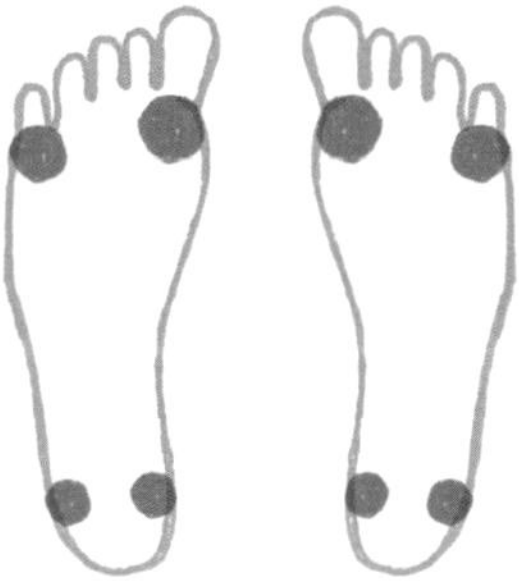

Point 2

將拇趾的根部、小趾的根部、腳跟的內側和外側這4個點緊緊地壓在地板上

將拇趾的根部、小趾的根部、腳跟的內側和外側這4個點，不斷往下確實踩地站立。那麼一來，腳心應該會自然地往上拉提。

Point 3

站法正確的話，會感覺好像是以內八字站立

站法正確的話，大部分的人應該會覺得站姿好像比平常要稍微內八字。想像著頭頂部分被朝著天花板往上拉的感覺來進行。保持1分鐘再開始進行。

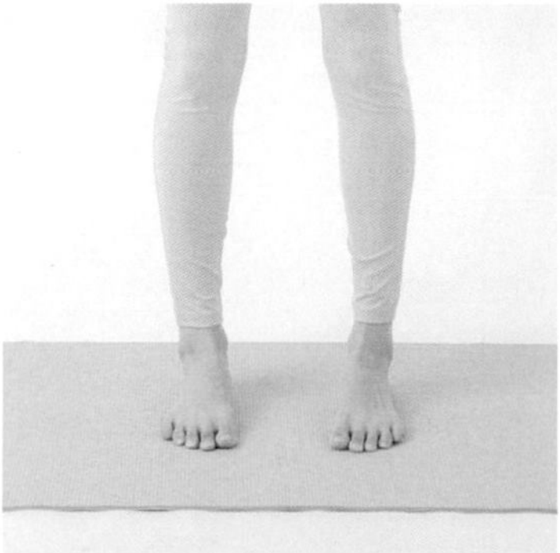

1個姿勢就能做的陰道訓練②

消除大腿內側的鬆弛 內八字合腿姿勢

一邊做陰道電梯（P53），一邊將大腿用力靠緊的姿勢。利用大腿內側的肌肉就能塑造美腿。穿著高跟鞋也能進行。

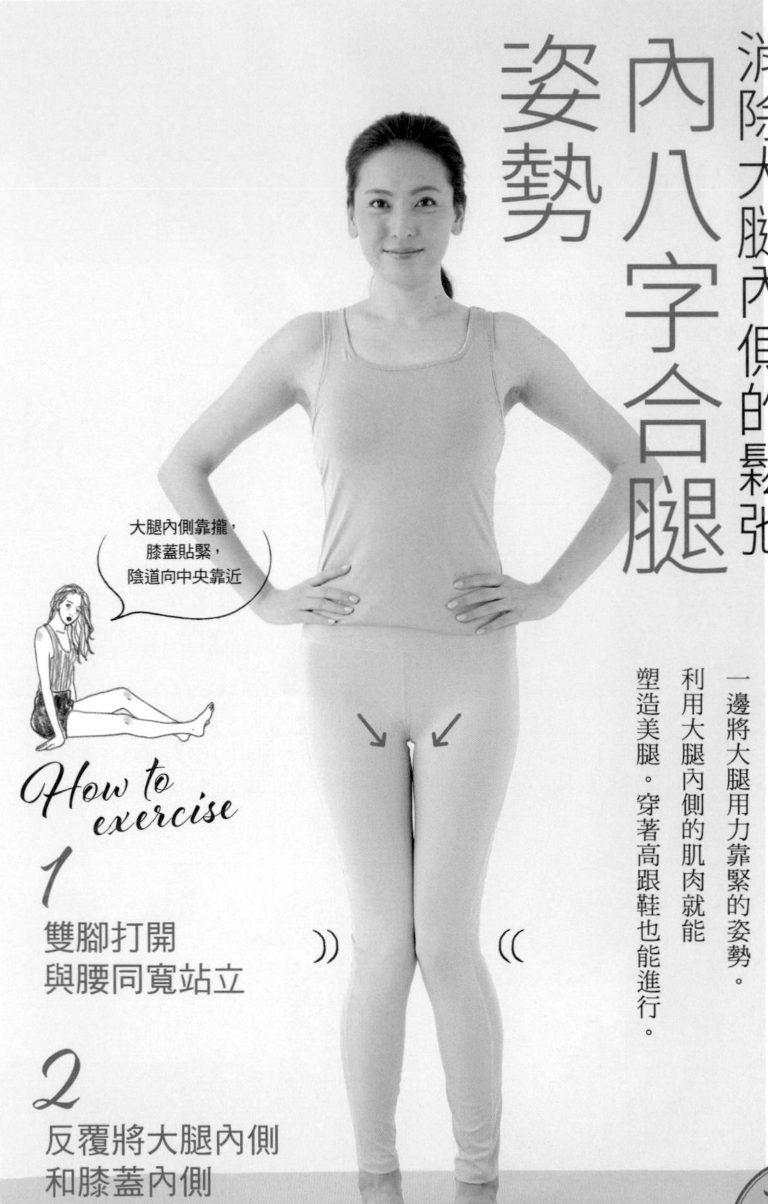

How to exercise

1 雙腳打開與腰同寬站立

2 反覆將大腿內側和膝蓋內側向中央靠攏後緊貼，再放鬆

30秒×2組

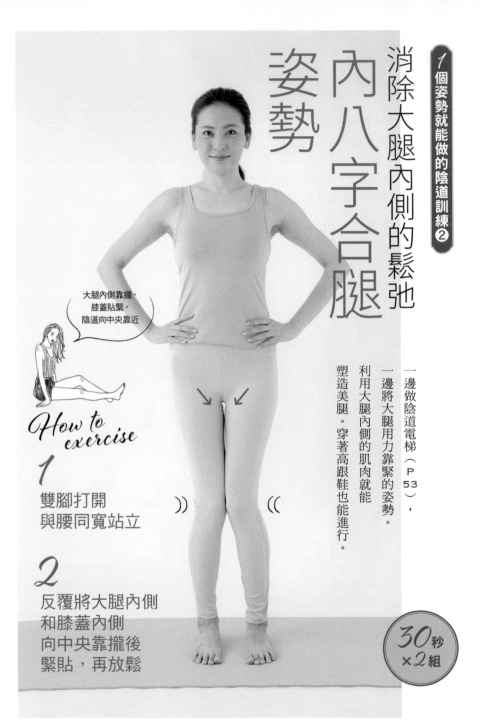

Point 1

即使大腿貼合，上半身的角度或腳的位置沒有改變

為了避免上半身往前或往後傾，要意識到保持挺直的姿勢。保持這個姿勢，將意識集中在將大腿內側和陰道往中央靠攏。

內八字合腿姿勢進行中

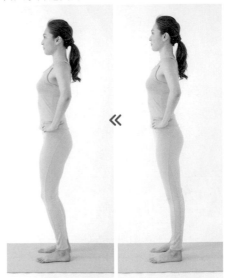

«

以正常的姿勢站立

Point 2

臀部突出的話對陰道無法產生效果

將臀部往後拉的話，對大腿或腹部無法產生效果。保持基本姿勢，像拉上窗簾一樣將陰道和大腿內側向中央靠攏。

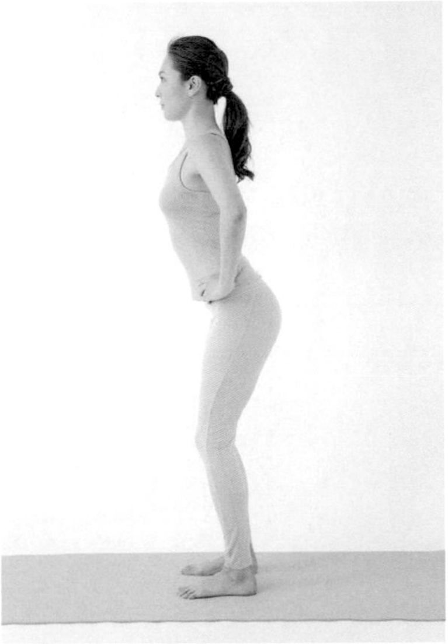

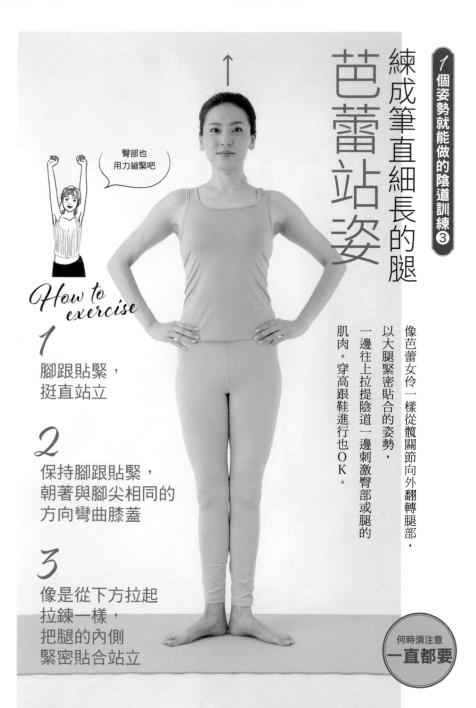

練成筆直細長的腿
芭蕾站姿

像芭蕾女伶一樣從髖關節向外翻轉腿部，以大腿緊密貼合的姿勢，一邊往上拉提陰道一邊刺激臀部或腿的肌肉。穿高跟鞋進行也ＯＫ。

How to exercise

1

腳跟貼緊，
挺直站立

2

保持腳跟貼緊，
朝著與腳尖相同的
方向彎曲膝蓋

3

像是從下方拉起
拉鍊一樣，
把腿的內側
緊密貼合站立

何時須注意
一直都要

Point 1
膝蓋和腳尖 朝相同的方向張開

腳跟貼緊，腳尖打開大約90～120度，將膝蓋朝著與腳尖相同的方向彎曲。如果大腿的肌肉軟弱無力，膝蓋很容易朝向內側，請多加注意。

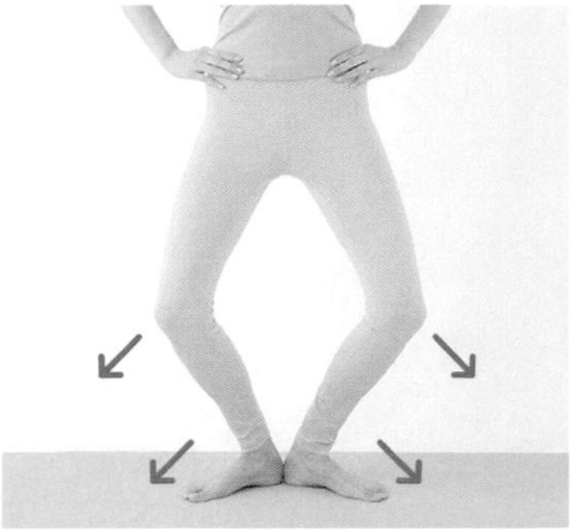

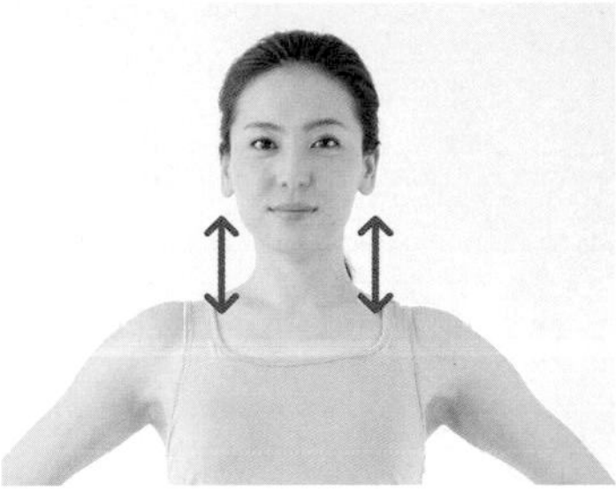

Point 2
耳朵和肩膀之間 盡可能拉開距離

施力在腿部和臀部時，肩膀也常會用力。頸部和肩膀之間盡可能拉開距離後，放鬆肩頸。而且，請保持鎖骨往左右打開的感覺。

Point 3
上半身 挺直下蹲

為了保持平衡，有時候臀部會突出，或是頸部會往前伸。保持端正的姿勢，就這樣將膝蓋朝著腳尖的方向慢慢彎曲，以上半身挺直往下蹲的感覺進行。

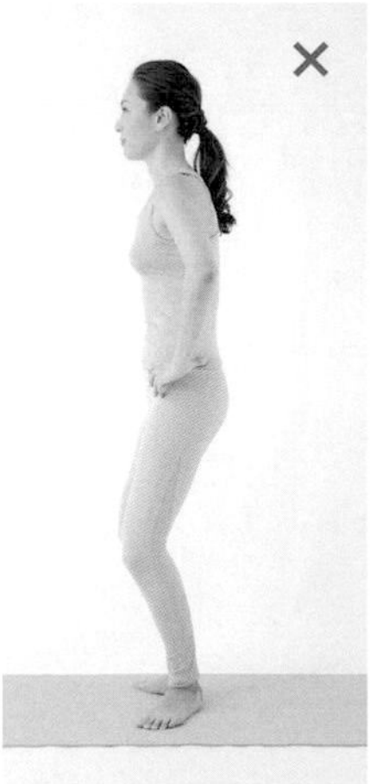

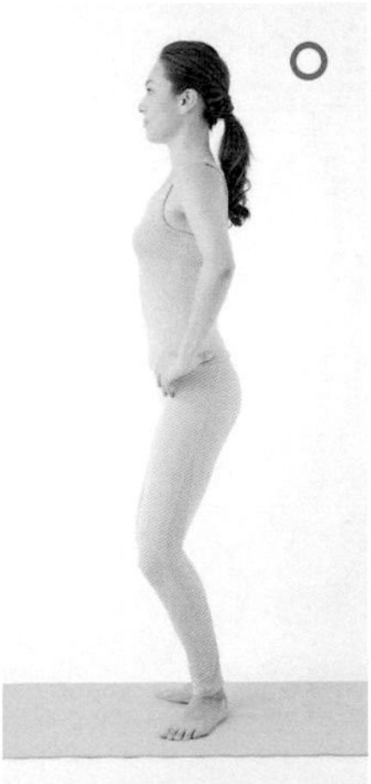

1個姿勢就能做的陰道訓練④

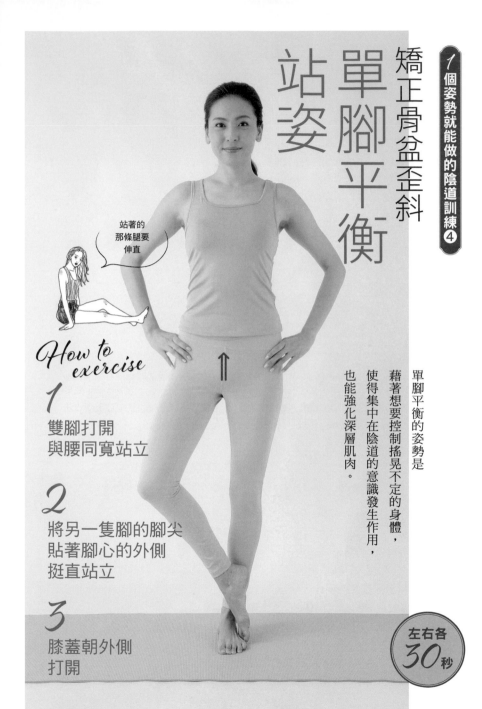

矯正骨盆歪斜
單腳平衡站姿

單腳平衡的姿勢是
藉著想要控制搖晃不定的身體，
使得集中在陰道的意識發生作用，
也能強化深層肌肉。

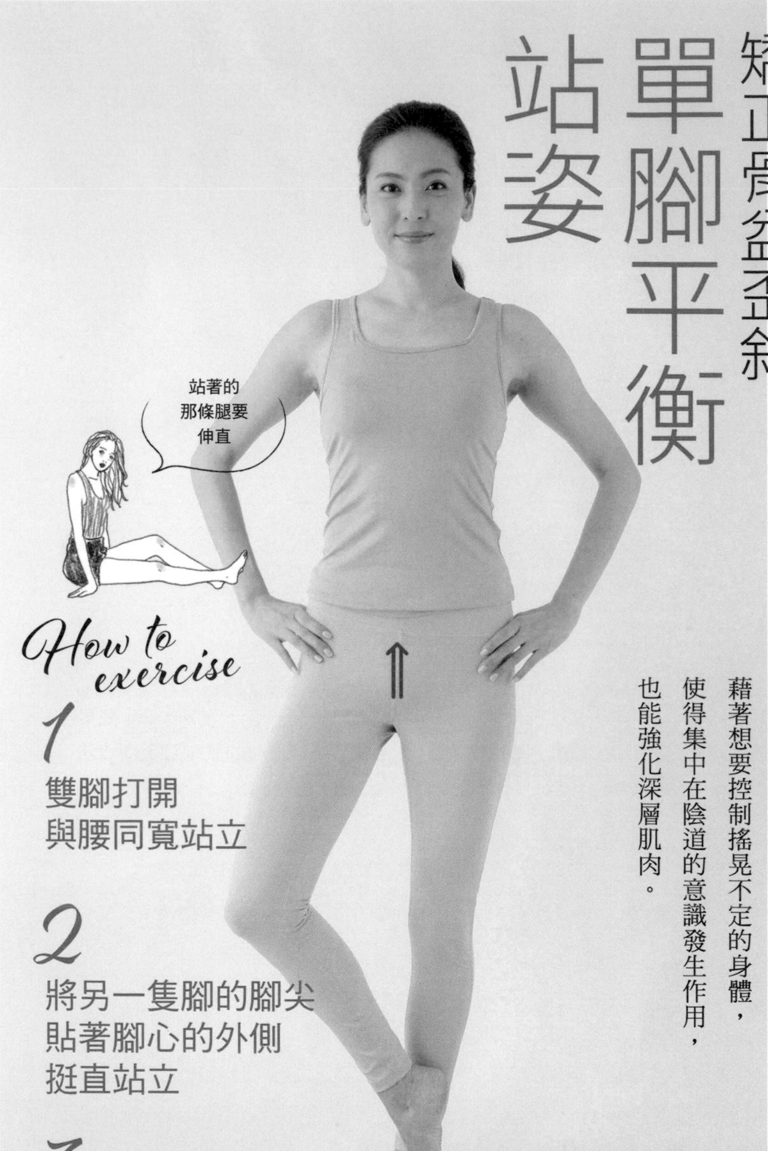

How to exercise

1
雙腳打開
與腰同寬站立

2
將另一隻腳的腳尖
貼著腳心的外側
挺直站立

3
膝蓋朝外側
打開

左右各30秒

Point 1
將陰道往上拉提後
以單腳保持平衡

進行陰道呼吸，將落地的那隻腳牢牢踩在地板上，保持伸直。另一隻腳往前交叉，把腳尖放在站著的腿的腳心外側。

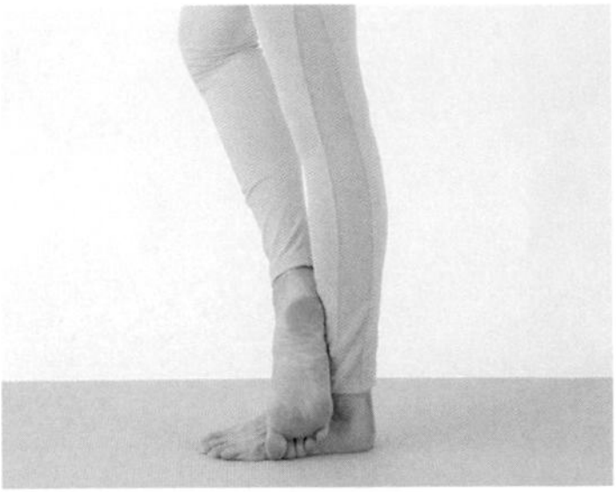

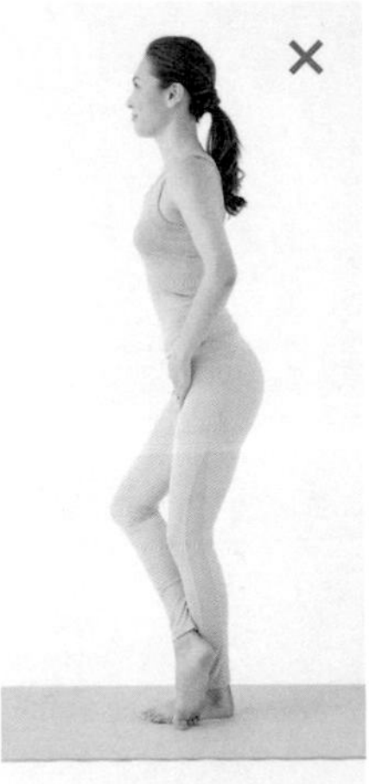

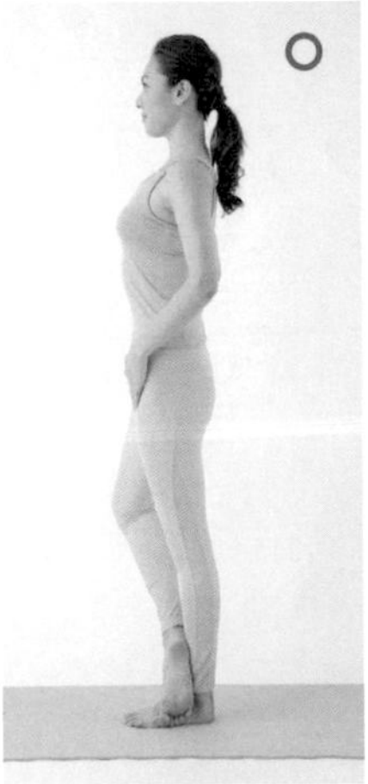

Point 2
在腿保持伸直的狀態下
將膝蓋朝外側打開

一邊以單腳保持平衡，一邊從陰道將腹部往上拉提，並把彎曲那一側的大腿，連同膝蓋向外側推出，打開膝蓋。這個時候，如果臀部往後方拉的話，陰道便無法施力，要注意。

Point 3
簡單地保持平衡之後
把腳稍微離開地面

如果把大腿往外側打開，身體也不會搖晃不定、簡單就能取得平衡的人，可以使交叉的那隻腳的腳尖浮起，稍微離開地面，然後保持這個姿勢。這樣能更加刺激骨盆周圍的肌肉。

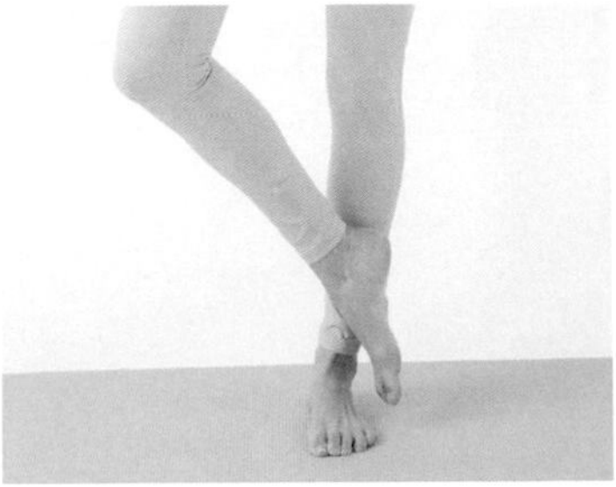

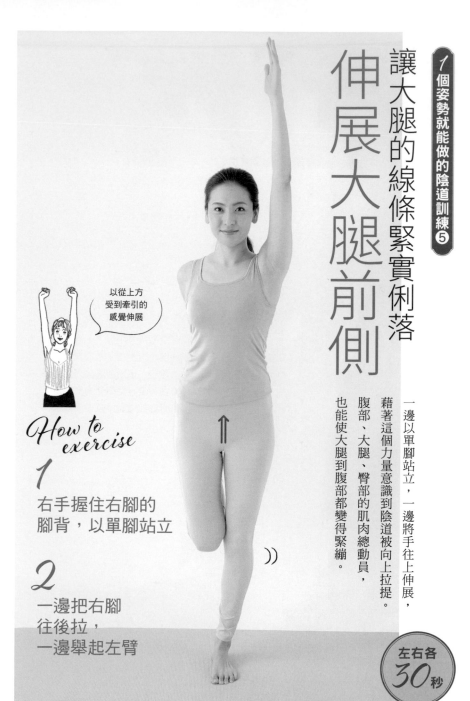

伸展大腿前側

讓大腿的線條緊實俐落

一邊以單腳站立，一邊將手往上伸展，藉著這個力量意識到陰道被向上拉提。腹部、大腿、臀部的肌肉總動員，也能使大腿到腹部都變得緊繃。

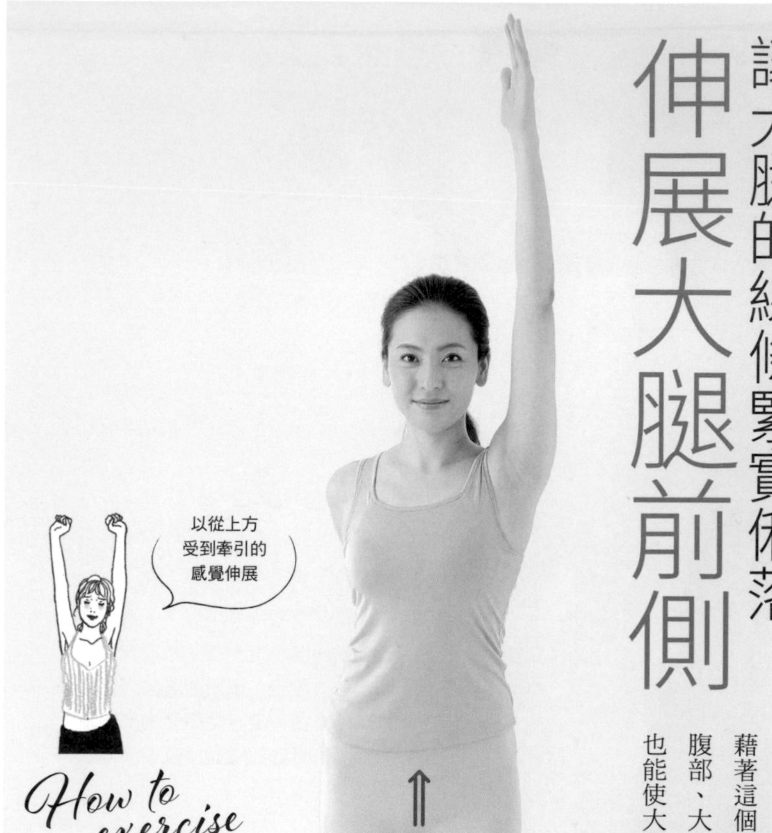

How to exercise

1 右手握住右腳的腳背，以單腳站立

2 一邊把右腳往後拉，一邊舉起左臂

左右各30秒

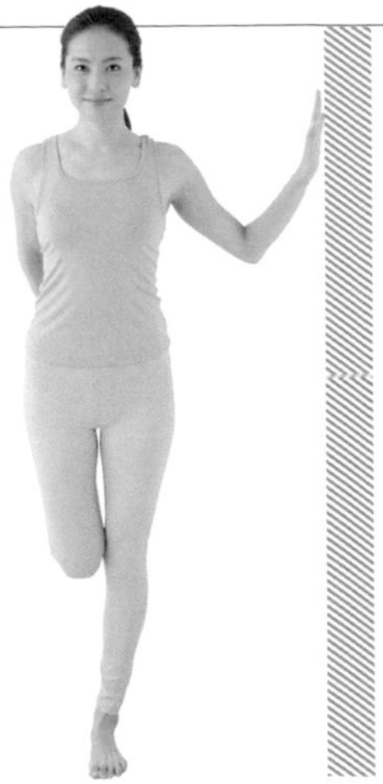

Point 1
身體搖晃不定的人不要舉起手臂，而是把手貼著牆壁

姿勢要能取得平衡，除了陰道周圍，還要用到腿、腹部、臀部等許多的肌肉。肌肉無力的話，剛開始身體會搖晃不定，所以把手放在牆壁或椅背上，先從單腳站立的練習開始做起吧。

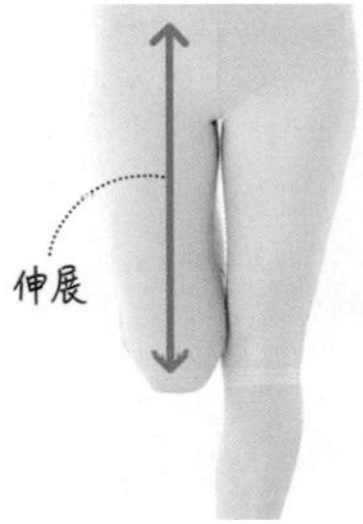

Point 2
髖關節到大腿前側在伸展時，保持這個姿勢

用右手握住右腳的腳背之後，為了讓右膝位於左膝的旁邊，所以把右腿往後拉。當髖關節到大腿前側在伸展的時候，舉起手臂，保持這個姿勢。

Point 3
若是勉強把腳往後拉腰部不會降低

勉強把腿往後拉時，背部可能會弓起或者膝蓋會彎曲，為了不使基本姿勢瓦解，所以要注意。還有個訣竅，就是要保持頭頂部像是被往上拉一樣的感覺。

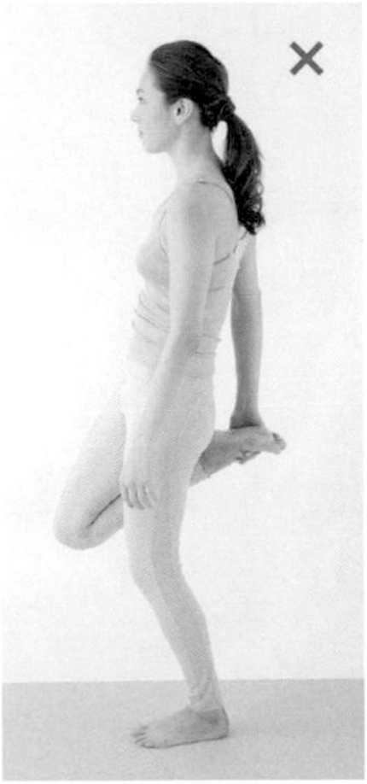

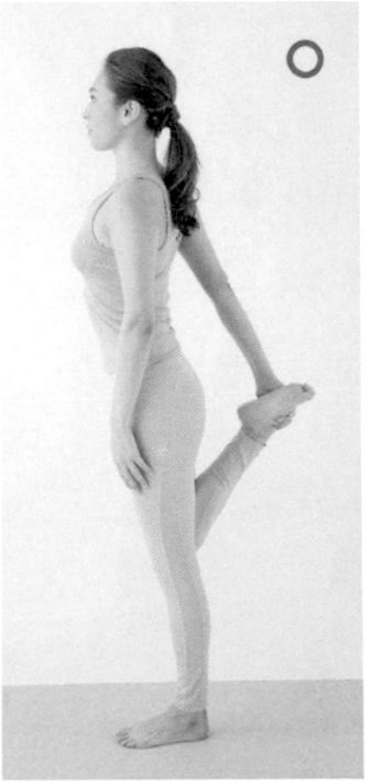

1個姿勢就能做的陰道訓練⑥

美化背部和胸部
靠攏肩胛骨

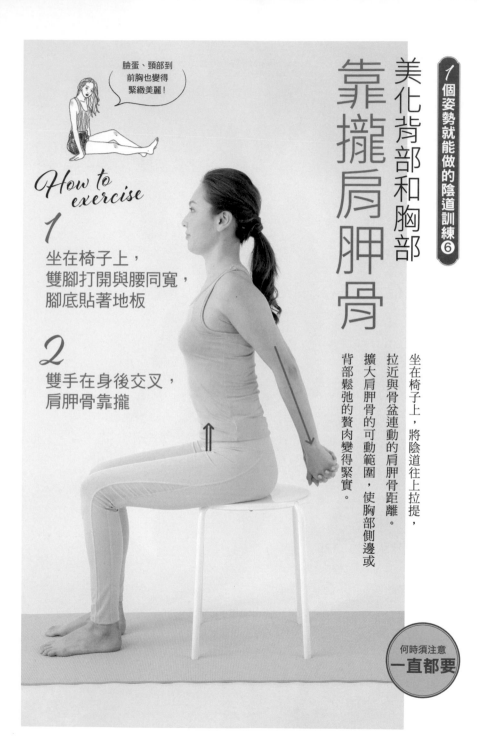

坐在椅子上，將陰道往上拉提，拉近與骨盆連動的肩胛骨距離。擴大肩胛骨的可動範圍，使胸部側邊或背部鬆弛的贅肉變得緊實。

何時須注意
一直都要

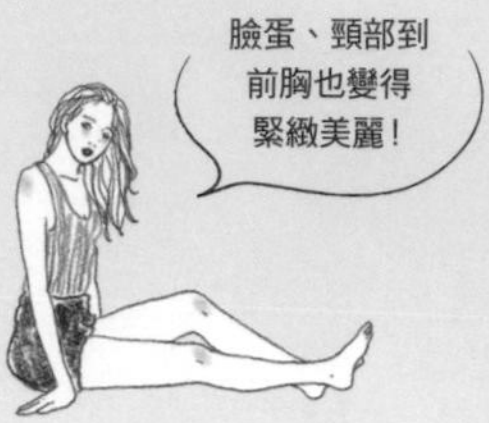

臉蛋、頸部到
前胸也變得
緊緻美麗！

How to exercise

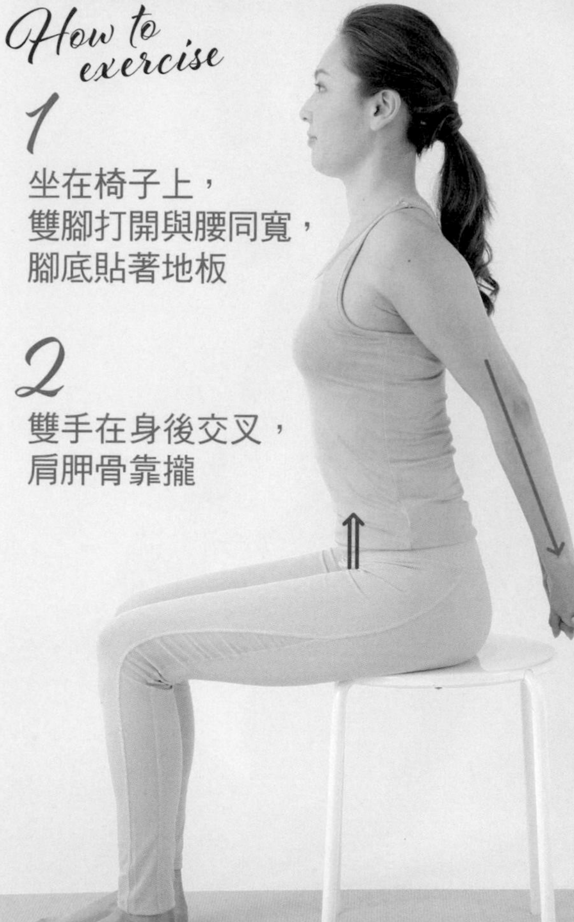

1

坐在椅子上，
雙腳打開與腰同寬，
腳底貼著地板

2

雙手在身後交叉，
肩胛骨靠攏

Point 1
緊閉陰道，同時不要忘了坐著的意識

在靠攏肩胛骨之前，首先請將陰道緊閉，抱持坐著的意識。使用陰道呼吸法，以像是把椅面吸上來的感覺坐在椅子上。也可以參考P71的陰道訓練坐姿。

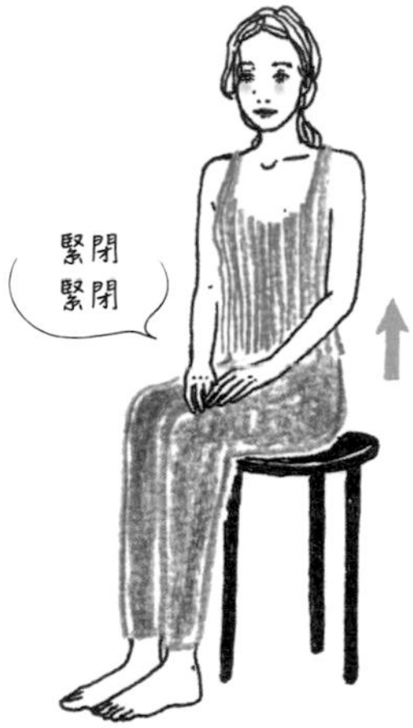

Point 2
臀部不要緊貼椅面，要以坐骨坐著

一邊緊閉陰道一邊坐著的話，自然能以左右兩邊的坐骨坐著。如果感覺臀部的上半部好像緊貼著椅面，就是緊閉陰道的意識不足。

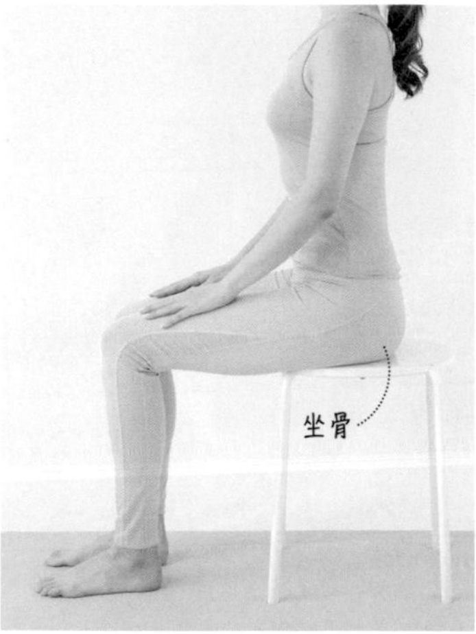

Point 3
將肩胛骨用力靠攏

重點在於，比起把手臂往後拉，一邊將左右兩邊的肩胛骨向中央靠攏，一邊把肩膀往下拉，更能提高效果。靠攏至背部產生很深的皺摺為止，用力地靠攏吧。

靠攏肩胛骨

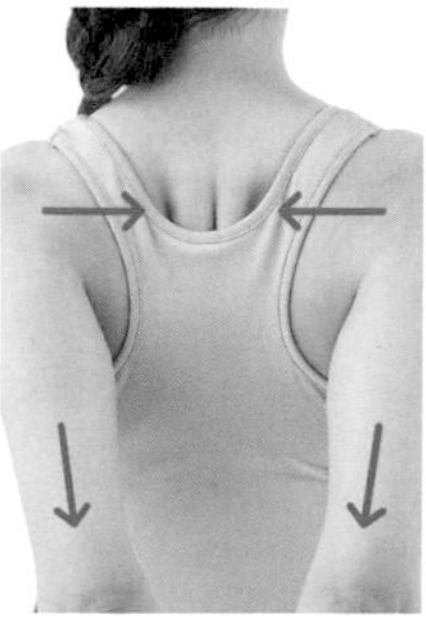

打開肩胛骨

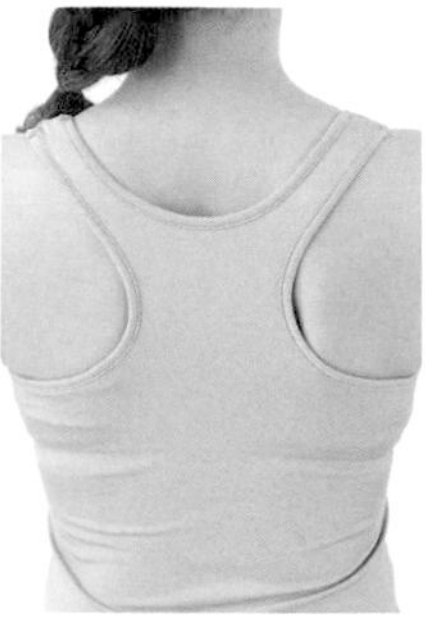

1個姿勢就能做的陰道訓練⑦

強化陰道往上拉提的力道

壓扁寶特瓶

覺得無法順利
將陰道往上拉提的人，
從大腿內側開始施力在陰道，
把寶特瓶壓扁，
強化陰道往上拉提的力道吧。

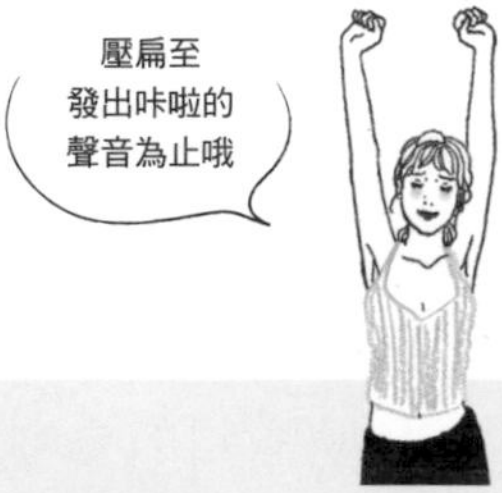
壓扁至
發出咔啦的
聲音為止哦

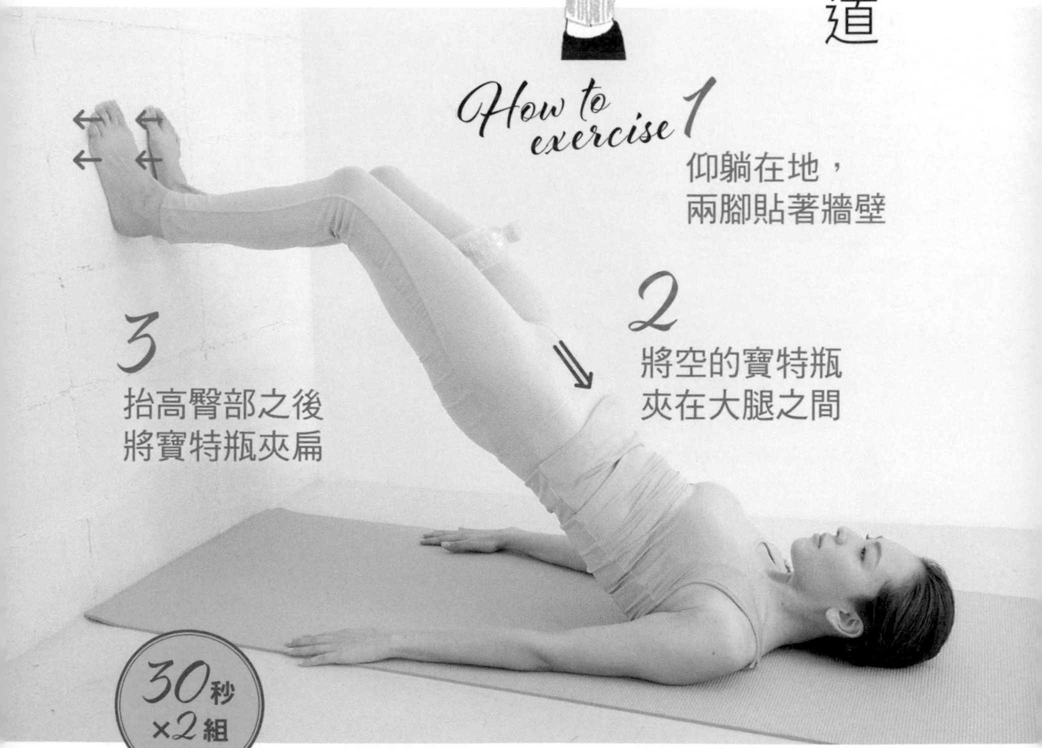
How to exercise
1
仰躺在地，
兩腳貼著牆壁
2
將空的寶特瓶
夾在大腿之間
3
抬高臀部之後
將寶特瓶夾扁
30秒
×2組

Point 1

使腳踝和膝蓋的高度一致

使腳踝和膝蓋的高度相同，腳底緊貼著牆壁。重點在於，腳底要貼在把臀部抬高的時候，從膝蓋到肩膀會呈一直線的位置。

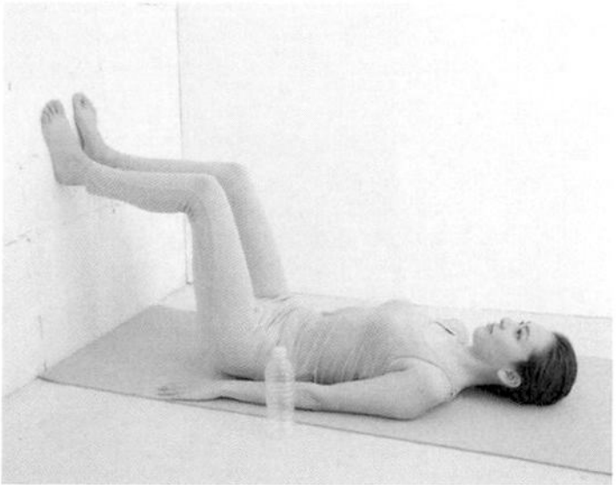

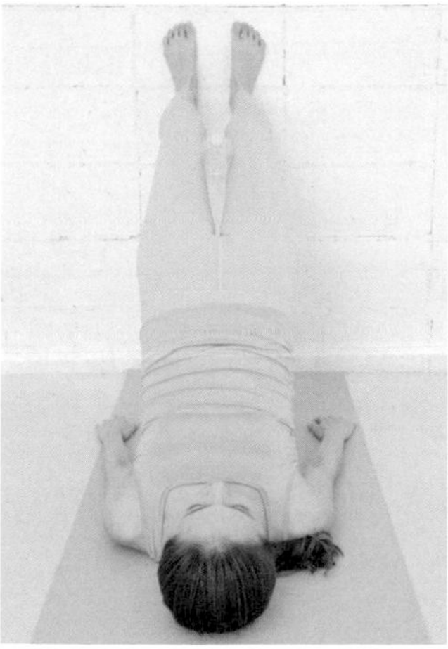

Point 2

雙腳打開與腰同寬，將寶特瓶夾在大腿之間

仰躺在地，將兩腳貼在牆壁上並打開與腰同寬，將空的寶特瓶夾在大腿大約膝蓋上面的位置。寶特瓶要選用足以壓扁的軟質瓶身為佳。

Point 3

大腿內側用力夾緊寶特瓶直到壓扁發出咔啦聲為止

夾住寶特瓶之後，抬高臀部，使膝蓋到肩膀呈一直線。一邊做陰道呼吸，一邊夾緊大腿內側直到壓扁寶特瓶發出咔啦的聲音。

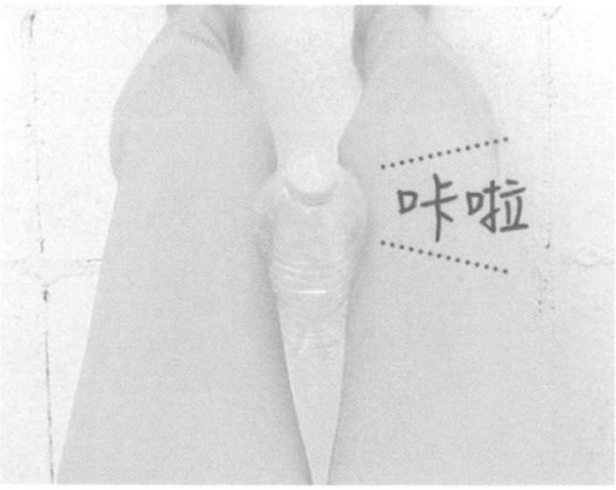

COLUMN

就寢前

放鬆陰道周圍吧

陰道放鬆伸展操

骨盆到了晚上會一點一點地張開，進入休息模式。在就寢前以陰道呼吸拉緊陰道之後，再緩緩地放鬆開來。以6個動作消除一整天的疲勞吧。

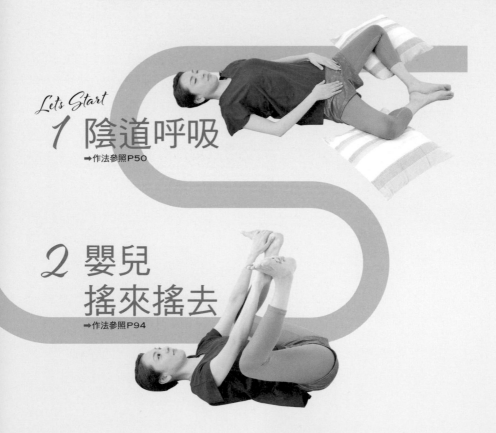

Let's Start

1 陰道呼吸

➡作法參照P50

2 嬰兒搖來搖去

➡作法參照P94

3 腰部左扭右扭

➡作法參照P95

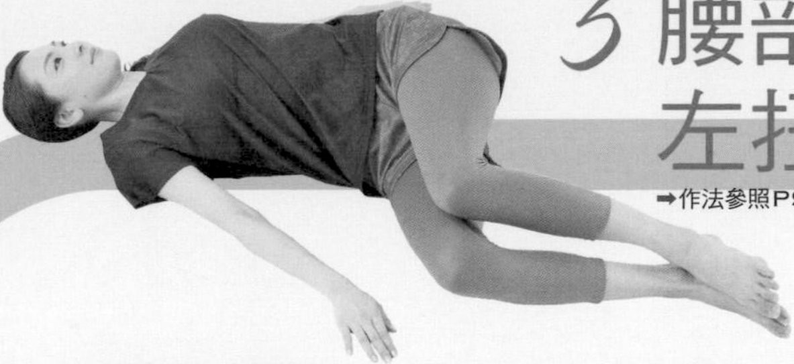

4 放倒膝蓋

➡作法參照P96

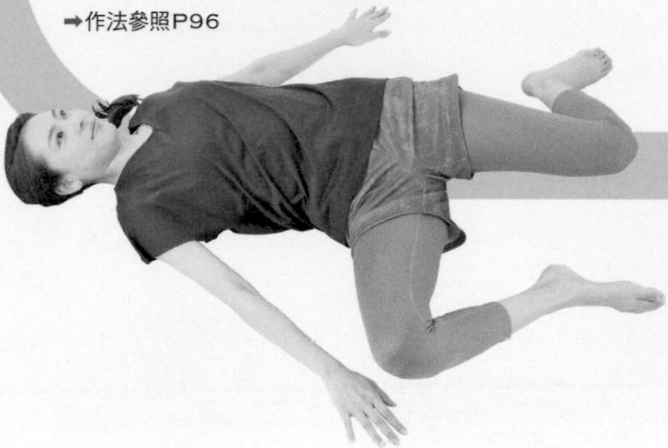

5 用腳Bye Bye

➡作法參照P67

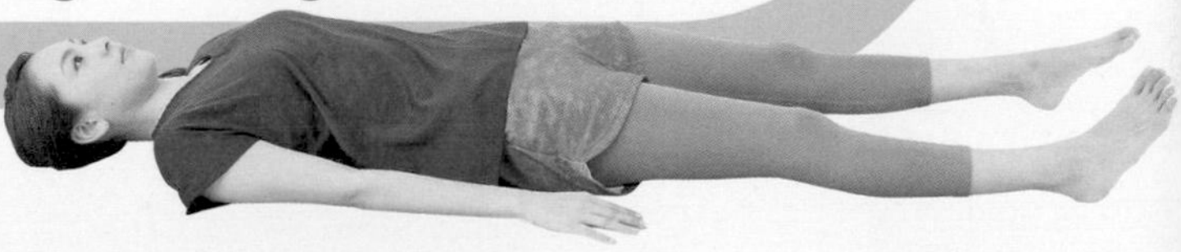

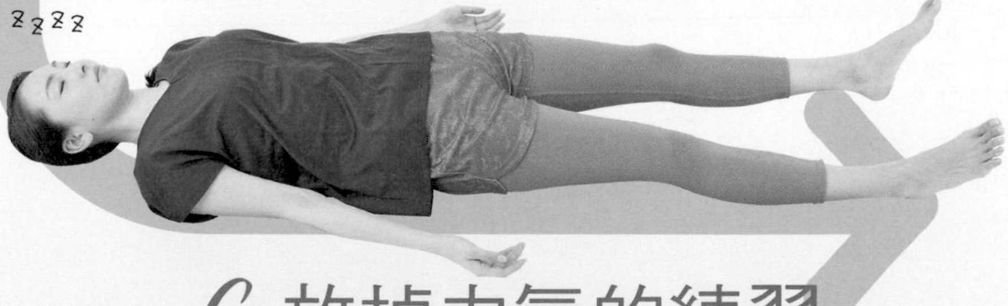

6 放掉力氣的練習

➡作法參照P97

矯正骨盆歪斜

嬰兒搖來搖去

只需像嬰兒一樣兩腿張開，
向左右大幅地搖晃就可以。
讓在一天的生活中歪斜的骨盆
重新回到正確的位置。

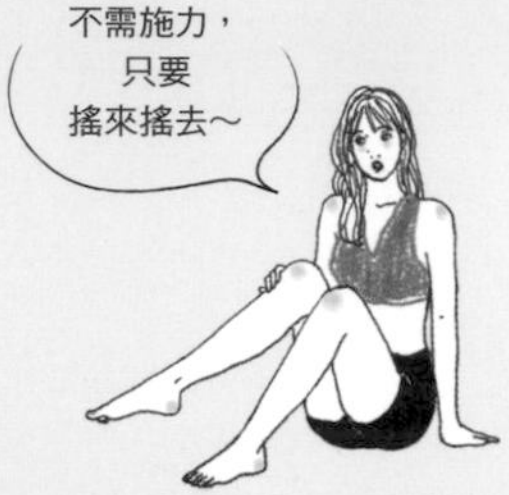

不需施力，
只要
搖來搖去～

How to exercise

1 **仰躺在地，雙膝彎曲**

2 **兩手從腳的內側伸入，從內側抓住腳心，打開雙腳**

3 **朝左右滾過來滾過去**

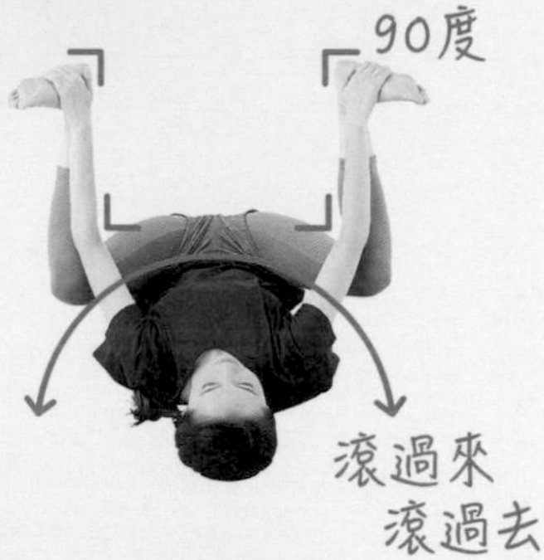

90度
滾過來
滾過去

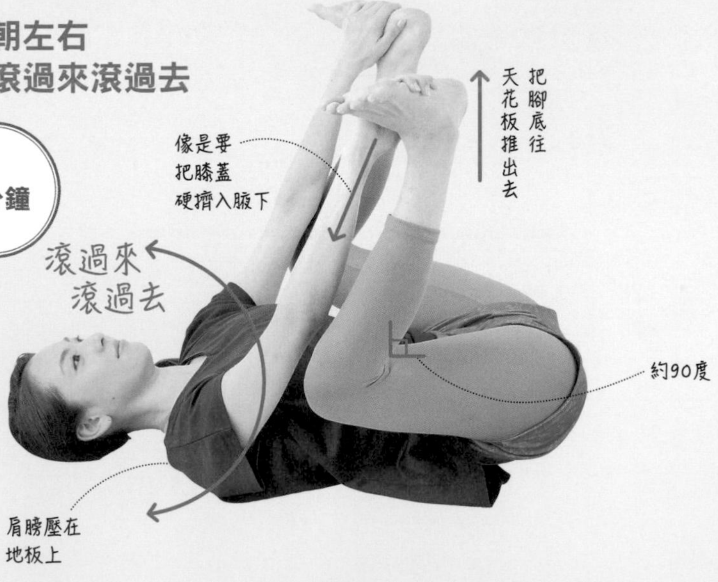

把腳底往
天花板推出去
像是要
把膝蓋
硬擠入腋下
1分鐘
滾過來
滾過去
約90度
肩膀壓在
地板上

容易入眠

腰部左扭右扭

只扭動腰部以下並呼吸。
消除腰部的僵硬之後，
身體會漸漸暖和起來，
很快就自然入睡了。

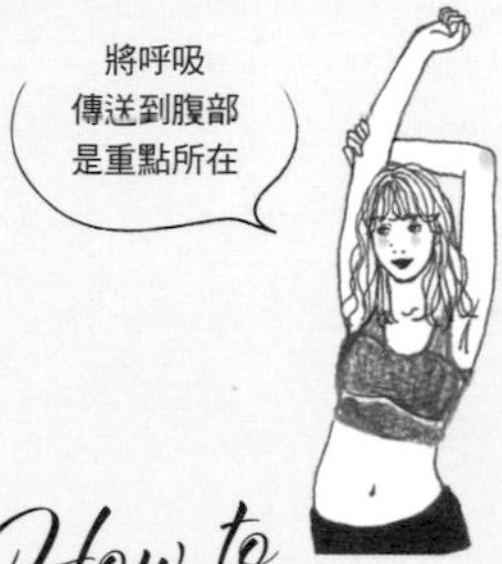

How to exercise

1 **雙膝從地板往上抬高**

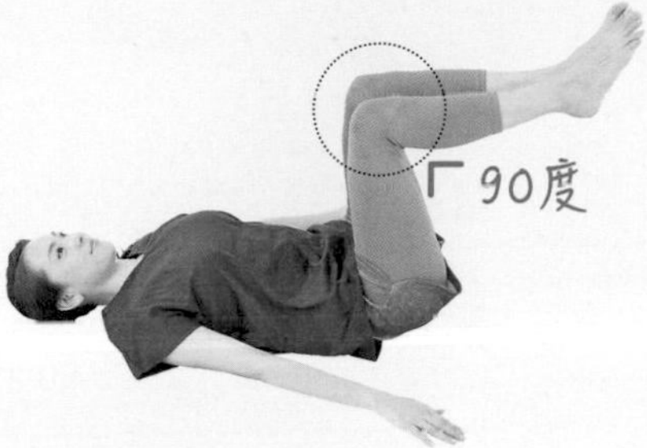

2 **雙膝往右側放倒，像把氣息傳到腹部一樣地呼吸**

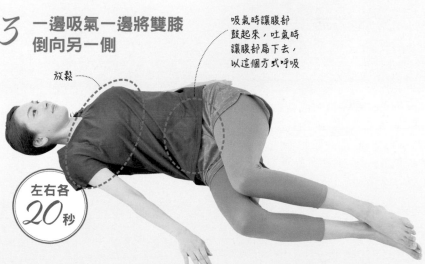

3 **一邊吸氣一邊將雙膝倒向另一側**

吸氣時讓腹部
鼓起來，吐氣時
讓腹部扁下去，
以這個方式呼吸

左右各20秒

促進骨盆周圍的血液循環

放倒膝蓋

膝蓋往左右交替放倒，
可以從陰道周圍開始
促進下半身的血液循環。
放鬆髖關節之後，
也能改善腿部的浮腫！

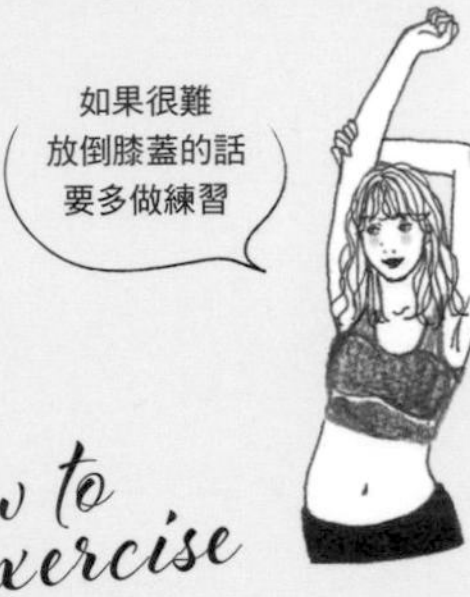

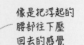

放倒膝蓋的話
要多做練習

How to exercise

**1 立起膝蓋，
雙腿打開的寬度要比肩寬**

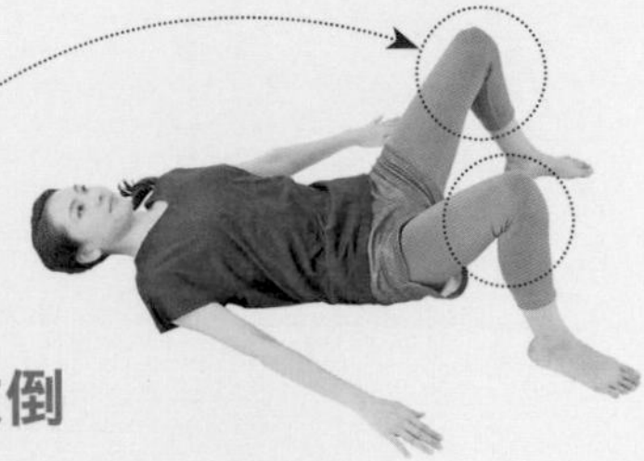

**2 大大吸一口氣，
一邊吐氣一邊將雙膝往右放倒**

**3 吸氣時回到原位，
吐氣時往左邊倒**

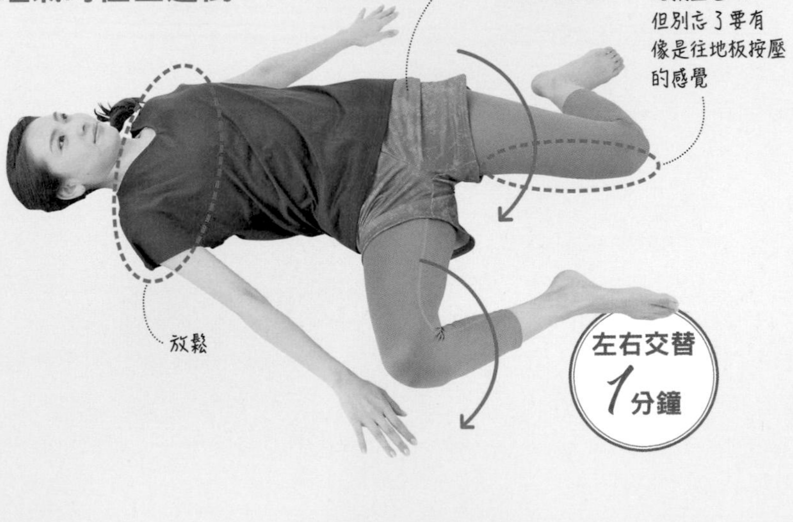
像是把浮起的
腰部往下壓
回去的感覺
大腿內側浮在
地板上也OK。
但別忘了要有
像是往地板按壓

左右交替 1分鐘

全面關閉身體的電源

放掉力氣的練習

從身體一直到
嘴巴裡面和眼窩深處，
把全身的力氣
都完全放掉的練習。

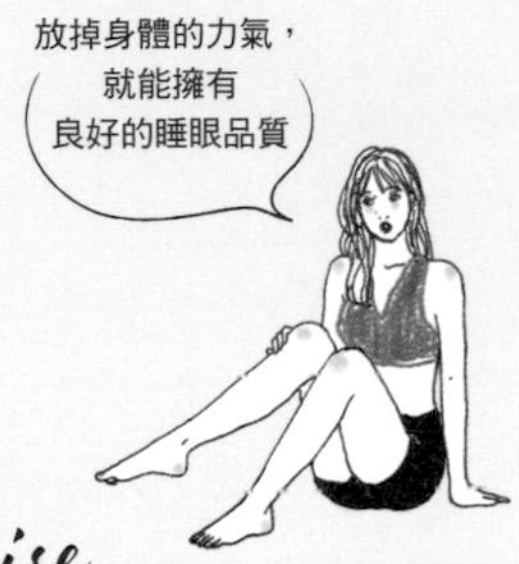
放掉身體的力氣，
就能擁有
良好的睡眠品質

How to exercise

1 **兩腳伸直，**
手掌朝向天花板，
手臂和腿部舒服地打開

2 **閉上眼睛，放空腦袋。**
陰道、手腳及身體也全都放鬆

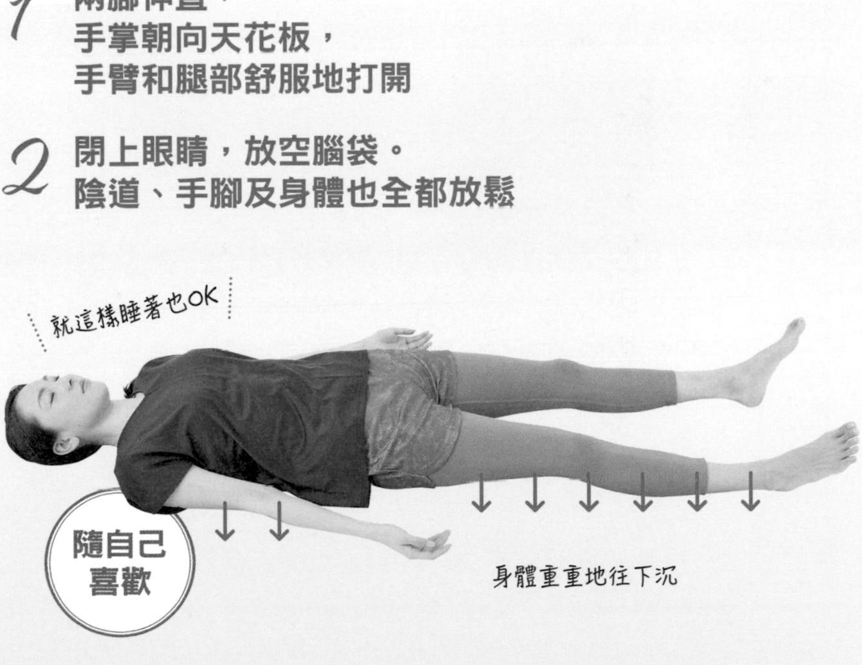
就這樣睡著也OK
隨自己喜歡
身體重重地往下沉

Column

來自法國助產師・Mélanie Pawlas女士

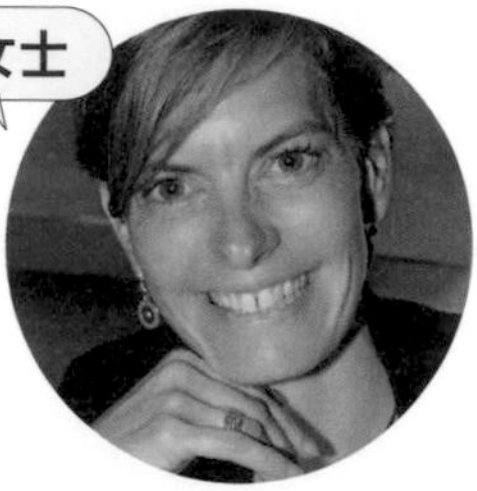

法國的陰道訓練情況

在法國可以從事陰道訓練的指導或治療的，是物理治療師和助產師。它不是在醫院裡進行，而是分別成立個人的治療室，以一對一的方式進行指導或治療。不論是助產師或物理治療師，患者都可以自行選擇是要採專用的儀器或是直接接觸的治療。在法國，如果拿到醫師的處方箋，陰道訓練就能以國民健康保險給付，免費接受指導。所以，不僅是產後的女性，連非產後的女性，從年輕女孩到停經後的婦女，所有年齡層的女性只要有這方面的煩惱，都可以接受陰道訓練的指導。

除了產後的因素之外，來接受陰道訓練的前4大理由，分別是尿失禁、直腸脫垂、陰道鬆弛（進水等情況）、性交時的冷感症。尤其是要如何避免隨著年齡的增長，陰道的能力變弱而引起的泌尿問題最受注目。

法國的熱門電視節目中，做為關懷女性的新聞，陰道訓練也頻繁地成為話題。陰道就像身體的其他肌肉一樣，也要每天做運動，這是非常重要的，像這樣的觀念已漸漸滲入法國女性的生活之中。

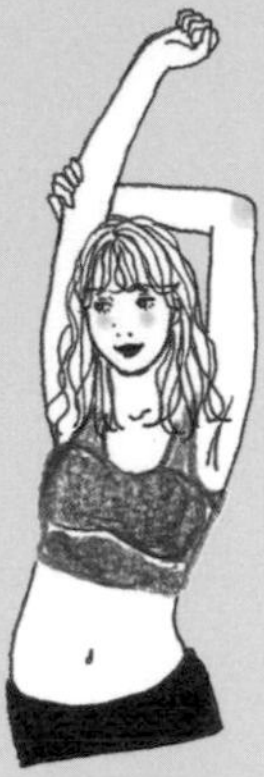

PART 4

日常生活中不經意的事其實很重要！

善待骨盆底肌群的生活術

陰道周圍及骨盆底肌群
在日常生活中處在意想不到的風險裡。
利用女性獨有的、愛護身體的生活術，
當個充滿魅力的女性！

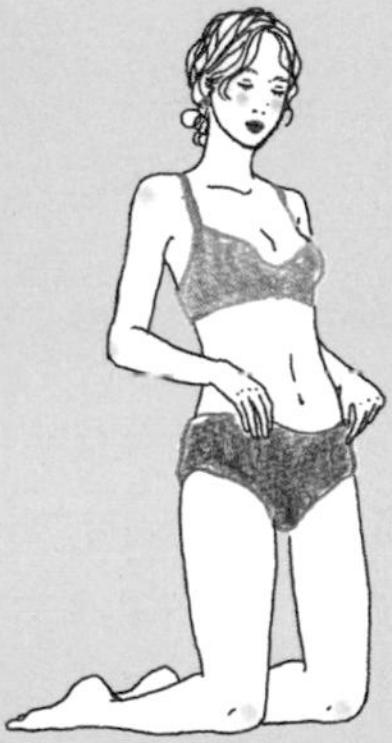

善待骨盆底肌群的生活術

1

絕對不要「倚靠」在任何地方

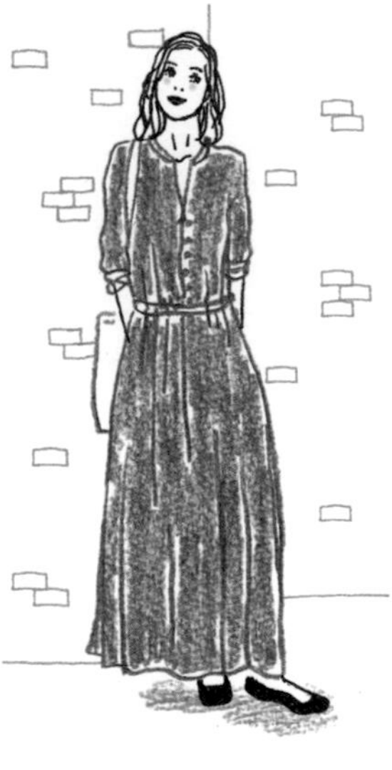

洗盤子的時候，或是做菜的時候，你是否會把身體的某個部位倚靠在流理台邊緣之類的地方呢？在辦公室或外出地點，肩膀或背部是否會倚靠在電車的扶桿或電梯的壁面呢？坐在椅子上時，是否會馬上靠在椅背上呢？這些全都是造成陰道鬆弛的姿勢。一整天下來，你會注意到，生活中我們倚靠在某個東西上的時間長得令人吃驚。但是，只需要稍微將意識放在陰道上，就能簡單地改善姿勢，使骨盆底肌群不會鬆弛。而且，任何時候都不要把身體倚靠在牆壁或椅背上。如同P78所介紹的，使用拇趾和小趾的根部、腳跟的內側和外側，以這4個點壓著地板，挺直站立吧。想像著從陰道到胸口呈一直線的感覺。

法國經常舉行家庭派對，在那種場合的站姿非常重要。只要從平日就意識到陰道，實踐「不倚靠」的原則，那麼不論在什麼樣的場合都能渾身散發出美麗的光芒。

善待骨盆底肌群的生活術

2

搬提重物之前
先「鎖緊陰道」

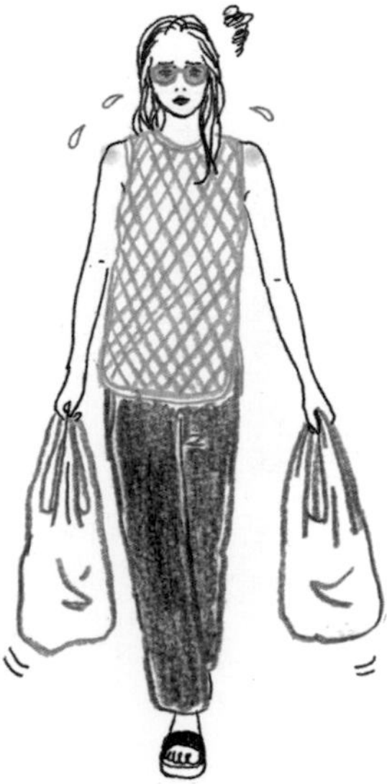

裝著筆電或所需資料的沉重公事包，抱著孩子的雙手掛著超市的提袋，每個人應該都有不得不努力拿著重物的狀況吧。事實上，抬起重物的那個瞬間會對陰道造成很大的負擔。這是傷害骨盆底肌群的原因之一。而且拿著重物時，肩膀會變成向前突出的圓肩，背部弓起來之後骨盆傾斜。那麼一來，對陰道周圍造成負擔，變得難以支撐內臟。以那樣的狀態走路的話，每踏出一步，陰道都在哀號。

抬起重物的時候，注意不要變成腰椎後彎，同時要放鬆膝蓋，首要之務是確實地把陰道周圍的3個部分拉緊。然後使用陰道和腹部的力量抬起重物吧。走路的時候採用P 72的鎖緊陰道走路法。雙手提著重物的時候，盡可能讓左右兩邊重物的重量均等。單邊提著重物的話，最好提重物的手能左右替換，走路的時候要抱持著從陰道開始筆直往上拉提的意識，同時不要改變雙肩的高度。

善待骨盆底肌群的生活術

3

「冰冷的食物・甜的食物」不要喝太多不要吃太多

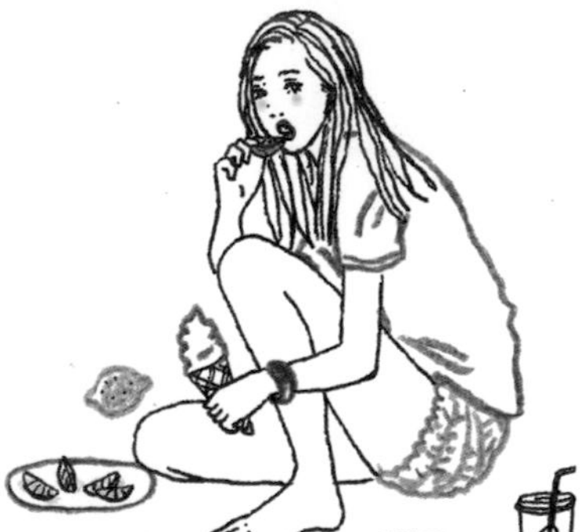

你該不會認為陰道和食物沒什麼關係吧？因為陰道周圍的骨盆底肌群也是肌肉，所以如果黃豆製品、蛋、肉、魚等的蛋白質不足的話，肌肉會萎縮。

此外，你是否有時會在碳酸飲料中加入大量的冰塊再喝呢？攝取太多冰冷的食物或甜的食物，對陰道來說也是NG。據說，攝取過多甜的食物＝特別是白砂糖，會使身體變冷。冷底的人之中，有不少人非常喜歡冰冷的食物、甜的食物。那樣會引起陰道周圍的血液循環更加惡化。

如果攝取過多冰冷的食物或甜的食物，血液循環就會變差，身體會從腹部開始發冷。當然陰道周圍的血液循環也會變差，成為引起生理不順或經前症候群等不適的原因。減少攝取冰冷的食物或甜的食物，讓腹部溫暖的話，脂肪就不容易附著在腹部，也可以預防陰道周圍的肌肉衰弱。請試著在飲食生活中也意識到要溫柔地善待陰道。

善待骨盆底肌群的生活術

4

注意「網球」和「跑步」這類會對陰道造成很大負擔的運動

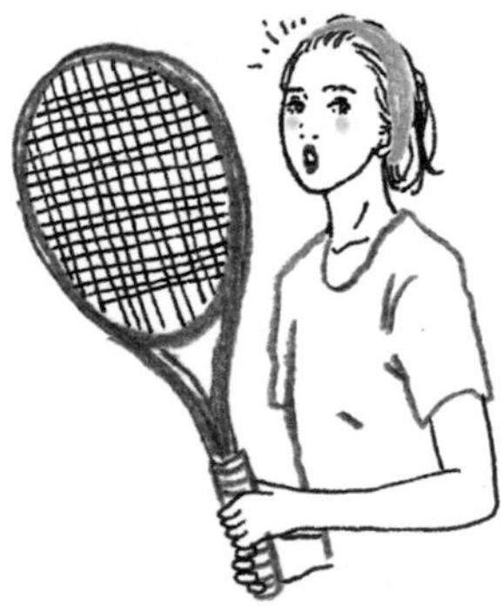

定期的運動對身體健康或塑身而言都是非常好的習慣。但是，如果陰道周圍的骨盆底肌群變弱的話，就會有一些高風險運動會造成尿失禁。代表的例子就是網球和跑步。像網球之類的揮拍運動，在把球打擊回去的時候，瞬間施加了很大的腹壓，並刺激到膀胱。如果骨盆底肌群衰弱的話，那樣的刺激會造成在把球回擊到對手球場的同時，發生尿失禁的情況。此外，愛好跑步的人當中，也有不少人為尿失禁而苦惱。因跑步造成的節奏性縱向振動，會對陰道造成超乎自己所想的負擔。利用陰道訓練鍛練骨盆底肌群的話，既可以預防，也能夠改善這些尿失禁。

雖然還有其他許許多多會對陰道造成負擔的運動，但是施行陰道訓練的話就不需要停止從事那些運動。不過，儘管如此，有時那也會成為傷害骨盆底肌群的原因。目前在法國，無論男女的職業運動員也都推崇陰道訓練。也就是說，對於做運動的人而言，陰道訓練是很重要的。

善待骨盆底肌群的生活術

5

不管到了幾歲都有「戀愛體質」。以「這就是人生」的態度享受人生

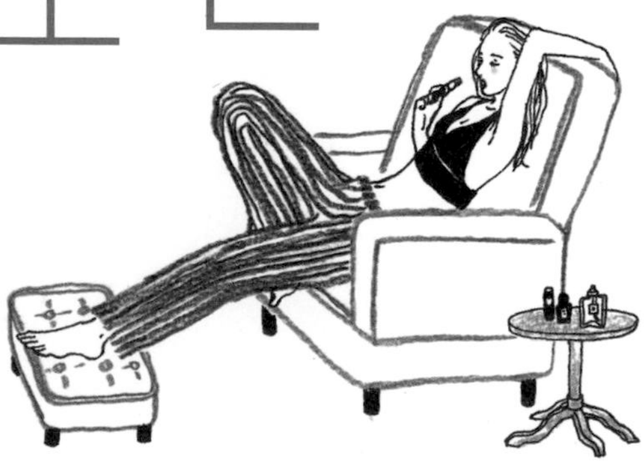

法國女性即使為人母、為人妻，不論到了幾歲都希望談戀愛！擁有這種戀愛體質的人很多。那樣的女性特別給人懂得享受女性人生的印象。

在那樣的人生觀當中不可缺少的就是陰道訓練。因陰道周圍衰弱所引起的尿失禁或性交疼痛，是有戀愛體質的女性的勁敵。考慮到這點，法國女性很重視女性特有的陰道周圍的健康，也許，陰道訓練是法國女性的生活模式或生活中不可欠缺的一項重點也是理所當然的事。

在法國經常會接觸到某句話。那就是「C'est la vie.」。直譯的意思是「這就是人生」。雖然這句話是在日文的語境中有「しょうがない（那也沒辦法）」的意思，但是法國人不會以「那也沒辦法」就放棄，法國人說著「這就是人生」的同時，已經邁出了下一步，我可以看見他們的自得其樂。年齡增長之後，身材變形或尿失禁等，以「那也沒辦法」作總結就太可惜了。何不嘗試以「C'est la vie.」的心情，先從陰道訓練開始做起呢？

結語

今年，我在睽違4年後短暫回到日本，看電視時最驚訝的是，出現了尿失禁專用護墊的電視廣告，以及那個廣告的出現頻率比生理用護墊的廣告還高。接著，在晨間節目中，介紹的內容圍繞在與改善泌尿問題有關的陰道訓練上面。最讓我無言以對的是，摯友最近熱中跑步，然而據說因為會尿失禁，居然貼著生理用護墊來跑步。這位職場媽媽是大家都公認的美魔女。聽到這件事時，我禁不住向後倒退了幾步。我聽說，這幾年，在日本「陰道訓練」這個名詞也廣泛流傳，變得很普遍，但是感覺還沒有融入日常生活中。

時間回溯到2012年。生下第一胎之後，我在法國接觸到陰道訓練。我一直都在做瑜伽，而且也以體力比別人好而自豪，正因為擁有「如果是我，就沒問題」這種毫無根據的自信，所以當生產過後身材沒有立刻恢復原貌、或是會尿失禁等這些從沒想像過的身體變化時，令我大驚失色。但是，當時針對那個問題所做的陰道訓練，卻有極大的效果。從那時起，我的心中就醞釀著將來「也想將法式陰道訓練法推廣給日本女性」的想法。

在那之後過了7年。現在的我42歲，育有1歲、4歲、7歲的3個小孩。雖然全都是高齡生產，但是幸虧有法式陰道訓練法的加持，直到今天都不需要擔心產後肥胖的問題。

每個人都會隨著年紀增長，漸漸歸咎於年齡，或是沒有時間運動，所以總是以「那也沒辦法」當藉口，變得常常放棄各式各樣的事情。從那種心情跨出一步的契機，就是隨時隨地都可以默默進行的陰道終極訓練。一開始也許很難將意識集中在陰道上。不過，「熟能生巧」。在持之以恆的過程中，能夠感覺到自己的體內產生了很大的變化，我想那會成為持續進行陰道訓練的動力。

將法式陰道訓練法融入日常生活中，如果能夠幫助許多女性重拾閃耀的光采，將是我最高興的事。而且，衷心期盼在不久的將來，這個陰道訓練可以成為一種常識，不分男女，大家都把它當成各種訓練的基礎。

2019年6月30日　Bergeron容子

STAFF

內頁設計	望月昭秀＋ 片桐凜子（NILSON）
內頁插圖	itabamoe
攝影	山上 忠
動作示範	SOGYON
髮型化妝	斉藤節子
編輯、採訪	山本美和
校對	麦秋アートセンター
排版	ノーバディー・ノーズ

作者

Bergeron容子

從事以瑜伽為基礎的個人健身訓練。在法國或美國等地活動。在法國生產後接觸到法式陰道訓練（Rééducation du Périnée），開發出融入該訓練的獨創方法。育有3個小孩。
instagram：@yoko_omw

醫學監修

松村圭子

成城松村診所院長。日本產科婦人科學會專門醫師。廣島大學醫學部畢業。曾在廣島大學醫學部產科婦人科學教室工作，而後擔任現職。也經常擔任電視節目和雜誌等的醫學監修或演出。著有《美人をつくる「女性ホルモン」アップ69の秘訣》（主婦の友社）等許多書籍。

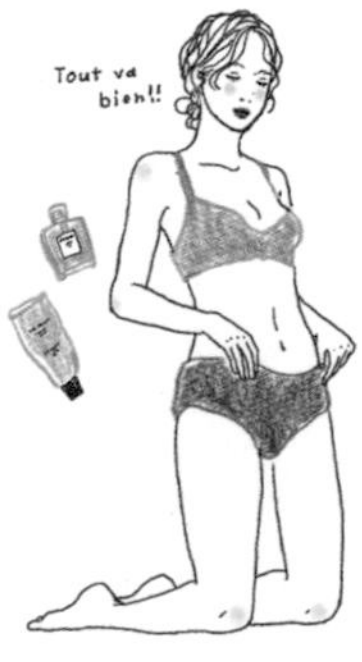

國家圖書館出版品預行編目(CIP)資料

法式1分鐘陰道訓練法：細腰x瘦肚x恢復緊實 / Bergeron容子著；安珀譯. -- 初版. -- 臺北市：臺灣東販, 2020.05
112面；14.8×21公分
ISBN 978-986-511-338-4(平裝)

1.健康法 2.健身操

411.1 109004143

法式1分鐘陰道訓練法

細腰×瘦肚×恢復緊實

2020年5月1日初版第一刷發行

作　者	Bergeron容子
譯　者	安珀
編　輯	劉皓如
特約美編	鄭佳容
發 行 人	南部裕
發 行 所	台灣東販股份有限公司 ＜地址＞台北市南京東路4段130號2F-1 ＜電話＞(02)2577-8878 ＜傳真＞(02)2577-8896 ＜網址＞http://www.tohan.com.tw
郵撥帳號	1405049-4
法律顧問	蕭雄淋律師
總 經 銷	聯合發行股份有限公司 ＜電話＞(02)2917-8022

TOHAN